Uwe Schirmer, Michael Mayer, Jörg Vaclav, Wolfgang Papenberg,
Veronika Martin, Franz Gaschler, Seli Özköylü

Prävention von Aggression und Gewalt
in der Pflege

Uwe Schirmer, Michael Mayer,
Jörg Vaclav, Wolfgang Papenberg,
Veronika Martin, Franz Gaschler, Seli Özköylü

Prävention von Aggression und Gewalt in der Pflege

Grundlagen und Praxis des Aggressionsmanagements
für Psychiatrie und Gerontopsychiatrie

2., aktualisierte Auflage

schlütersche

Bibliografische Information der Deutschen Nationalbibliothek

Die Deutsche Nationalbibliothek verzeichnet diese Publikation in der Deutschen Nationalbibliografie; detaillierte bibliografische Daten sind im Internet über http://dnb.ddb.de abrufbar.

ISBN: 978-3-89993-210-2

Die Autoren

Die Autoren arbeiten in Praxis und Lehre der Pflege in den unterschiedlichsten Einrichtungen. Sie haben Ausbildungen in der Krankenpflege, Fachweiterbildungen für Intensivpflege und psychiatrische Pflege, Mediation, NLP, Sozialmanagement, Supervision Gewaltfreier Kommunikation sind Diplom-Psychologen, Diplom-Pflegepädagogen, Diplom-Pädagogen.

Mehr wissen – besser pflegen!

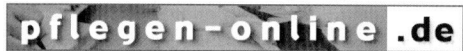

Besuchen Sie unser Pflegeportal im Internet.

© 2009 Schlütersche Verlagsgesellschaft mbH & Co. KG,
          Hans-Böckler-Allee 7, 30173 Hannover

Gestaltung: Schlütersche Verlagsgesellschaft mbH & Co. KG
Titelbild: Sandra Zürlein © www.fotolia.de
Satz: PER Medien + Marketing GmbH, Braunschweig
Druck und Bindung: Druckhaus „Thomas Müntzer" GmbH, Bad Langensalza

Inhalt

Vorwort

Bedrohliches, zuweilen sogar gewalttätiges Verhalten kommt im Zusammenhang mit psychischen Erkrankungen und in Pflegeeinrichtungen gehäuft vor.

Aggressive Eskalationen drohen besonders, wenn psychisch erkrankte Menschen widerstrebend oder gegen ihren Willen stationär eingewiesen werden und, schon krankheitsbedingt ängstlich destabilisiert, nun auch mit Ängsten vor der Institution und einer bevorstehenden Behandlung konfrontiert sind.

Es ist mittlerweile gut bekannt, dass die Betroffenen in solchen Situationen traumatische Erfahrungen der Hilflosigkeit und des Ausgeliefertseins, insbesondere bei notwendigen Zwangsmaßnahmen, machen.

Aber auch für Pflegekräfte sind gewalttätige Patientenübergriffe ein ernstes Problem – mit Folgen nicht nur für die körperliche, sondern auch für die psychische Gesundheit.

Ein angemessener professioneller Umgang mit bedrohlichem und gewalttätigem Verhalten zum Schutz beider Seiten ist daher ein wichtiges Qualitätsziel.

Es ist eine besondere Herausforderung, einen hohen ethisch-humanitären Standard und ein wohlwollend-therapeutisches Klima in Kliniken und Pflegeeinrichtungen zu etablieren.

Solche ethischen und humanitären Standards werden mittlerweile auch auf europäischer Ebene immer klarer beschrieben und gefordert, so etwa in dem 2000 veröffentlichten »White Paper« des Europarats oder in den Stellungnahmen des Europäischen Komitees zur Verhütung von Folter und unmenschlicher Behandlung.

Ein Meilenstein auf diesem Weg zu einer grundsätzlichen Verbindung von humanitären Standards und Sicherheit stellt das hier vorliegende Handbuch dar.

Die Arbeitsgruppe der Autoren ging aus dem 1997 gegründeten Arbeitskreis »Prävention von Gewalt und Zwang in der Psychiatrie« mit Teilnehmern aus zahlreichen psychiatrischen Kliniken hervor. Die Autoren haben, ausgestattet mit viel praktisch-klinischer und didaktischer Erfahrung, ein umfassendes Programm mit dem Schwerpunkt auf Deeskalation und Sicherheit ausgearbeitet, das die inzwischen umfangreichen, international vorliegenden Erkenntnisse zu diesem Thema zu integrieren versucht.

Wie dies auch für die Psychotherapie zunehmend gefordert wird, sollten Lehrinhalte manualisiert, nachprüfbar und zugänglich sein. Dies macht die persönliche Wissensvermittlung durch erfahrene Trainer so wenig entbehrlich wie die Supervision in der psychotherapeutischen Ausbildung, Manual und Training ergänzen sich.

Weissenau, im März 2009   Prof. Dr. Tilman Steinert

1 Kapitelüberblick

In diesem Buch sollen einige Überlegungen und Anregungen zum professionellen Umgang mit Aggression und Gewalt in psychiatrischen und pflegerischen Settings dargestellt werden.

Das zweite Kapitel beschäftigt sich mit grundsätzlichen Überlegungen zum Thema Gewalt und Aggression. Aggression wird von Menschen unterschiedlich erlebt. Dies muss bei der Arbeit mit aggressiven Patienten und Bewohnern berücksichtigt werden. Neben einer Definition für Aggression werden unterschiedliche Erklärungsmodelle und Bedingungsfaktoren beschrieben, die die Entwicklung von aggressivem Verhalten verständlicher machen sollen. Dabei gehen die Autoren davon aus, dass es ein menschliches Leben ohne Aggression nicht geben kann. Daher müssen sich alle, die in psychosozialen Berufen tätig sind, mit Aggression und Gewalt beschäftigen.

Im dritten Kapitel geht es um Verantwortungen und Aufgaben für den professionellen Umgang mit aggressivem und gewalttätigem Verhalten innerhalb einer psychosozialen Einrichtung. Die Leitung einer Einrichtung hat, schon aus Gründen des Arbeitsschutzes, eine besondere Verantwortung. Regelmäßig müssen Gefährdungsanalysen durchgeführt werden und die Mitarbeiter müssen für den Umgang mit Aggression und Gewalt qualifiziert werden. Hilfreich ist darüber hinaus die Entwicklung und Implementierung einer umfassenden Sicherheitskultur, unter Beteiligung der Mitarbeiter.

Das vierte Kapitel regt zur Selbstreflexion über das eigene Erleben von Aggression und Gewalt an. Es werden Anregungen gegeben, wie das eigene Verhalten auf Aggression besser kontrolliert werden kann. Die Selbstkontrolle wird, neben der Problemlösekompetenz, als eine Basiskompetenz im professionellen Umgang mit aggressivem und gewalttätigem Verhalten betrachtet.

Das fünfte Kapitel beschäftigt sich mit der Früherkennung von Aggression. Eine sensible Wahrnehmung früher Hinweise auf ein mögliches aggressives Verhalten erweitert die Möglichkeiten der Prävention. Diese Einschätzung kann mittlerweile auch mit einfachen und validen Checklisten vorgenommen werden. Wichtig erscheint den Autoren, dass Reaktionen auf mögliche Gefährdungen bereits frühzeitig erfolgen und im Team besprochen werden.

Im sechsten Kapitel wird ein Phasenmodell der Gewaltentwicklung vorgestellt. Die Interventionen auf aggressives Verhalten sollten auf die jeweilige Eskalationsstufe abgestimmt sein. Daneben wird auf rechtliche Aspekte und ethische Grundlagen von Zwangsmaßnahmen eingegangen.

Das siebte Kapitel gibt Anregungen zur Nachsorge und Besprechung aggressiver und gewaltsamer Vorfälle, dabei wird auch auf die Gefahr einer posttraumatischen Belastungsstörung hingewiesen. Außerdem gibt es eine Hilfestellung zur Dokumentation von Aggression und Gewalt.

2 Aggression und Gewalt in der Pflege – (K)ein Thema?

Übersicht

Jeder Mensch macht im Laufe seines Lebens Erfahrungen mit Aggression und Gewalt. Dennoch ist es nicht ganz einfach zu sagen, was »Aggression« ist. Es ist schwierig die Grenzlinie zu finden, zwischen aggressivem und nicht-aggressivem Verhalten. Das Empfinden von Aggression wird auch von der eigenen Lebensgeschichte beeinflusst. Ein Verhalten kann daher von verschiedenen Personen unterschiedlich bedrohlich wahrgenommen werden. Jede Wahrnehmung einer Bedrohung und Sorge sollte ernst genommen und eine Intervention darauf überlegt werden.

Ein Verständnis für die Entwicklung und die Bedingungsfaktoren von aggressivem Verhalten zu entwickeln, erleichtert es, mögliche Interventionen zu finden. In der Regel kann aggressives Verhalten auf ein komplexes Bedingungsgefüge zurückgeführt werden. Dies bedeutet für den Umgang mit aggressivem Verhalten, dass auch professionelle Interventionen auf mehreren Ebenen erfolgen können und sogar müssen.

Meist sind es Pflegende, die von Aggression und Gewalt betroffen sind. Besonders Kollegen, die noch wenig Erfahrung im Umgang mit aggressivem Verhalten haben, sind gefährdet. Eine gezielte Anamnese möglicher Risikofaktoren für eine Gefahr der Gewalttätigkeit ist konsequent durchzuführen.

2.1 Aggression als menschliche Verhaltensmöglichkeit

Selbstreflexion:

Bevor Sie die folgenden Abschnitte lesen:

- Versuchen Sie die Begriffe »Aggression« und »Gewalt« für sich zu definieren.
- Schreiben Sie Ihre Definitionen auf und vergleichen Sie diese mit den im Text beschriebenen.
- Welche Gemeinsamkeiten und Unterschiede fallen Ihnen auf?
- Welche Schwerpunkte haben Sie bei Ihrer Definition gewählt?

2.1.1 Aggression wird als bedrohlich und verletzend erlebt

»*Du bist heute ziemlich aggressiv.*« Solche und ähnliche Bemerkungen fallen im Alltag immer wieder. Fragt man aber verschiedene Personen, was sie unter Aggression verstehen, so erhält man unterschiedliche Antworten. Eine eindeutige Bestimmung von Aggression scheint also nicht so einfach zu sein. Für manche gehört zur Aggression eine affektive Erregung wie Wut oder Groll, andere hingegen sehen gerade solche Handlungen als besonders »aggressiv« an, die aus kühler Berechnung erfolgen.

Für *Nolting* (2002) ist Aggression ein »hypothetisches Konstrukt«, d. h., es ist ein Begriff, der von uns definiert werden muss und daher auch unterschiedlich definiert werden kann. In der Literatur finden sich zum einen relativ weit gefasste Definitionen (vgl. *Hacker,* 1971), bei denen Aggression eine »*dem Menschen innewohnende Disposition und Energie*« ist, die der »Selbstbehauptung« dient. Damit erscheint Aggression als eine Energieform, die jeder Mensch benötigt, um seine Interessen vertreten zu können.

Andere, enger gefasste Definitionen betonen eher die Folgen einer aggressiven Handlung, die immer mit einer zumindest beabsichtigten Schädigung verbunden ist und oft ein normabweichendes Verhalten darstellt. Die Normabweichung beinhaltet, dass Aggression als ein der jeweiligen Situation im Allgemeinen nicht angemessenes Verhalten beurteilt wird. Für *Zillmann* (1979) liegt Aggression dann vor, wenn die handelnde Person versucht, einer anderen Person körperlichen Schaden oder psychischen Schmerz zuzufügen, und wenn das Opfer gleichzeitig danach strebt, eine solche Behandlung zu vermeiden.

Im Rahmen dieses Buches wird die Aggressionsdefinition des SOAS-R (*Staff Observation Aggression Scale – Revised,* auf deutsch: Mitarbeiter Beobachtungs Aggressions Skala – überarbeitete Form) von *Nijman* (1998) verwendet. In dieser Definition wird Aggression als Schädigung, aber auch als ein zwischenmenschliches Erleben betrachtet:

> **Definition:**
> Aggressives Verhalten ist »*jegliche Form verbalen, nonverbalen oder körperlichen Verhaltens, welches für den Patienten selbst, andere Personen oder deren Eigentum eine Bedrohung darstellen oder körperliches Verhalten, wodurch der Patient selbst, andere Personen oder deren Eigentum zu Schaden gekommen sind*«.

Die verschiedenen Definitionen machen deutlich, dass die Frage, ob ein Verhalten aggressiv ist oder nicht, letztlich nur individuell beantwortet werden kann. Denn während eine körperliche Schädigung, also zum Beispiel ein blaues Auge oder ein körperlicher Schmerz, noch einigermaßen objektiv beurteilt werden kann, ist ein psychischer Schmerz wie Angst, Schlafstörungen oder ähnliches, nur aus der Perspektive des Opfers selbst zu bestimmen.

Offenbar ist Aggression ein zwischenmenschliches Phänomen. Ohne einen sozialen Kontext gibt es keine Aggression. Von Aggression ist immer jemand betroffen und sie entsteht häufig im Kontakt mit anderen Personen. Es gibt aber auch eine Form der Aggression, die die eigene Person betrifft, zum Beispiel selbst verletzendes Verhalten oder Suizidhandlungen. Diese Aggressionsform wird als Autoaggression bezeichnet.

Eindeutig aggressiv sind auch die im pflegerischen Alltag häufig vorkommenden verbalen Drohungen und Beschimpfungen, die zwar keine körperlichen Auswirkungen haben, von den betroffenen Pflegekräfte oder Patienten/Bewohnern dennoch als sehr belastend empfunden werden können. Sobald jemand ein Verhalten als »aggressiv« erlebt, sollte darauf reagiert werden. Eindeutig gewaltsame Übergriffe wie Schlagen, Zerren, Kratzen, Treten, das Werfen von Gegenständen oder ähnliches erfordern rasches und eindeutiges Handeln von Seiten der Pflegekräfte.

Im pflegerischen Alltag begegnen uns Gewalt und Aggression in unterschiedlichen Formen und Ausprägungen. In einer groben Einteilung lassen sich vier verschiedene Arten von Aggression unterscheiden:

1. **Verbal aggressives Verhalten**, Patienten oder Bewohner, die vor sich hin fluchen, andere beschimpfen oder gar Gewalt androhen.
2. **Nonverbale Gewaltandrohungen** wie z.B. »mit dem Fuß aufstampfen«, spucken oder mit dem Gehstock drohen.
3. **Tätlich aggressives Verhalten** beinhaltet sowohl eine beabsichtigte Zerstörung von Gegenständen als auch die Anwendung von körperlicher Gewalt.
4. **Selbstgerichtete Aggression,** die sich zum Beispiel in Selbstverletzungen oder auch in Suizidhandlungen äußert.

> **Merke!**
> Aggression ist ein Verhalten, das subjektiv als Bedrohung erlebt wird und/oder objektiv eine Schädigung verursacht!

2.1.2 Bedingungsfaktoren aggressiven Verhaltens

Genauso vielschichtig wie die Definition der Aggression sind auch die Erklärungsmodelle:

- **Psychoanalytische Modelle** sehen Aggression als ein dem Menschen natürlich angeborenen Trieb an, der lediglich in seiner »*ungezügelten*« Form (*Hacker,* 1971) zu Gewalt führt und für das Zusammenleben problematisch wird.
- **Ethologische** (verhaltensbiologische) **Erklärungsansätze** sehen in der Aggression eine für den Menschen notwendige Verhaltensmöglichkeit (z.B. Familienverteidigung, Sicherung der Fortpflanzung usw.), die lediglich bei fehlender Ableitungsmöglichkeit zu Problemen führt. *Lorenz* (1963) entwickelte dazu die Dampfkesseltheorie, nach der eine aggressive Entladung oder auch eine Umlenkung aggressiver Impulse in körperliche Aktivitäten, z.B. Sport, zu Entspannung führen kann. Diese Sichtweise ist jedoch heute eher umstritten.
- **Frustrations-Aggressions-Modell:** Ein bedeutender Erklärungsansatz stammt von *Dollard et al.* (1939). Diese Forschergruppe sieht Aggression immer als eine Folge von Frustration.[1] Es muss bedacht werden, dass jedes Individuum über unterschiedliche Frustrationstoleranzen verfügt. Eine Frustration, die A bis unter die Hutschnur reizt, ist für B unter Umständen eine Bagatelle.
- **Lerntheoretisches Modell:** Aggressives Verhalten kann auch gelernt werden und ist dann das Produkt von Erziehung und Sozialisation. So können Patienten/Bewohner aggressives Verhalten anderer Patienten/Bewohner nachahmen, vor allem wenn das aggressive Verhalten erfolgreich war (Modelllernen, Verstärkungslernen). Ein Beispiel dazu wäre, wenn ein Patient/Bewohner die Erfahrung macht, dass er seinen Kaffee bekommt, wenn er nur aggressiv genug danach verlangt. Er wird dieses »erfolgreiche« Verhalten dann mit hoher Wahrscheinlichkeit wieder anwenden.

---

[1] Frustration: Unter Frustration verstehen wir nicht erfüllte Wünsche und enttäuschte Erwartungen, die gleichzeitig eigene persönliche Ansprüche und Werte verletzen.

Menschen werden mitunter aber auch aggressiv, weil sie keine anderen Möglichkeiten des Umgangs mit Problemen kennen gelernt haben oder für sich entwickeln konnten. Bei lernbehinderten Patienten/Bewohnern kann man daher häufiger aggressives Verhalten beobachten. Des Weiteren können auch Signale (»Wenn ich den schon sehe!«) oder aggressive Reize (wie z. B. ein kämpferisches Auftreten der Pflegekräfte) ein aggressives Verhalten auslösen.

Die Frage nach den Ursachen von Aggression lässt sich also nicht kurz und prägnant beantworten. Es scheint vielmehr, wie es *Nolting* (2002) beschreibt, ein komplexes Zusammenwirken von aktuellen inneren Prozessen, Situationsbedingungen, personalen Dispositionen und Entwicklungsbedingungen vorzuliegen (vgl. Abb. 1).

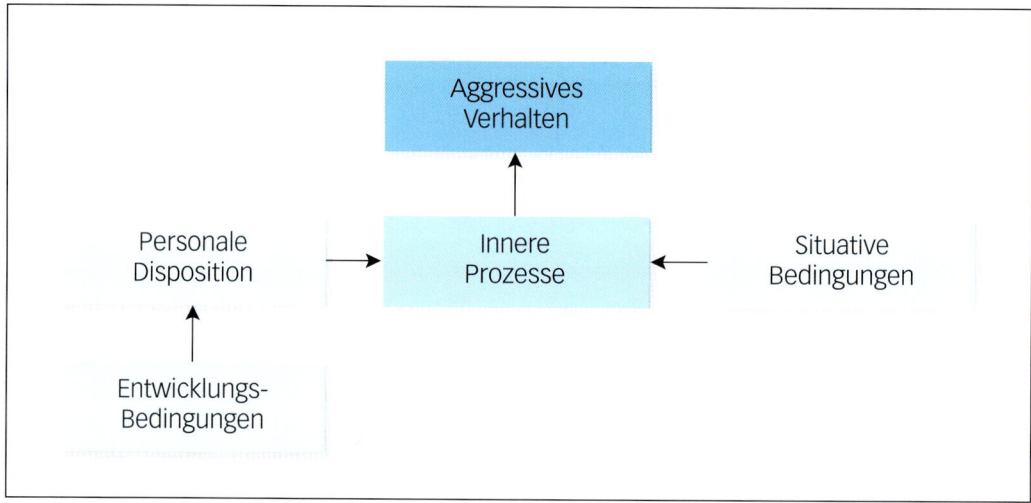

Abb. 1: Entstehungsbedingungen aggressiven Verhaltens nach *Nolting* (2002).

Jeder Mensch macht im Laufe seines Lebens vielschichtige Erfahrungen mit aggressivem Verhalten anderer, aber auch mit eigenem aggressivem Verhalten. Zu den Entwicklungsbedingungen gehören:
- Erfahrungen, wie eigene Bedürfnisse von anderen wahrgenommen und berücksichtigt wurden,
- wie Probleme gelöst werden können,
- wie Altersgenossen in der Schule ihre Bedürfnisse durchgesetzt haben,
- Beispiele aggressiven Verhaltens Erwachsener
- u. a.

Die lebenslangen Erfahrungen eines Menschen beeinflussen neben seiner biologischen Grundausstattung seine personale Disposition, also seine Einstellungen, Fähigkeiten, Gewohnheiten, Bedürfnisse und grundsätzlichen Motive im Leben.

Zusammen mit aktuellen Situationseinflüssen, wie Enge, aggressiven Signalen, Macht-Ohnmacht u. ä., entstehen Gefühle, Absichten und Gedanken, die zu einem Verhalten führen. Dieses Verhalten kann eben auch aggressiv sein, vor allem, wenn dies früher als erfolgreich erfahren wurde.

2.1.3 Aggressives Verhalten hat eine Absicht

Ein Individuum verfolgt mit aggressivem Verhalten in der Regel ein Ziel. Das aggressive Verhalten hat also für den Aggressor einen Sinn. So kann sich jemand aggressiv verhalten,

- weil er sauer ist und damit seine Unzufriedenheit zeigen kann (Aggression als Unmutsreaktion);
- um jemandem eins auszuwischen (Aggression als Vergeltung);
- aus Angst (Aggression zur Abwehr);
- um etwas zu erreichen (instrumentelle Aggression) oder
- einfach aus »Lust« an der Aggression (spontane Aggression).

Selbstreflexion:
- Wann fühlen Sie sich provoziert? Beschreiben Sie konkrete Erfahrungen aus Ihrer Lebensgeschichte, bei denen Sie sich provoziert fühlten.
- Was hat das in Ihnen ausgelöst? Welche Gedanken, Gefühle und Reaktionen oder Handlungsimpulse haben Sie bei sich in diesen Situationen wahrgenommen?

2.1.4 Erleben ist subjektiv

Steinert (1995) weist auf das Problem des »objektiven« Beobachtens im Umgang mit aggressivem Verhalten bei psychisch Kranken hin: *»Aggressionen finden in der Regel in einer zwischenmenschlichen Interaktion statt (auch Aggression gegen Gegenstände hat letztlich meist eine Bedeutung in einer zwischenmenschlichen Beziehung)«.* Ebenso sehen *Watzlawik et al.* (1982) jedes Verhalten zugleich als »Aktion und Reaktion« in einem Interaktionsgeschehen zwischen zwei oder mehr Personen.

Aggression ist also immer ein Verhalten zwischen einzelnen Menschen. Aber auch die Wahrnehmung von Aggression ist individuell und unterscheidet sich von Mensch zu Mensch. Was für den einen bereits »aggressiv« ist, kann für einen anderen noch völlig normal sein.

Das subjektive Erleben, in dem jemand als »aggressiv« oder »nicht aggressiv« beurteilt wird, ist eng mit der eigenen Wahrnehmung der Situation verbunden. In der pflegerischen Praxis können daher Gespräche über die individuelle Wahrnehmung der jeweiligen Situation hilfreich sein. Folgende Fragen, die gemeinsam im Team besprochen werden, können zur Klärung der individuellen Wahrnehmungen beitragen:
- Wie erlebe ich die Situation?
- Wie erlebt der Patient/Bewohner sein aktuelles Verhalten?
- Wie erleben Kollegen, Angehörige, Freunde des Patienten/Bewohners oder Mitpatienten das aktuelle Verhalten des Patienten/Bewohners?
- Kommen wir im Team zu einer einheitlichen Einschätzung der Situation oder gibt es Unterschiede?

2.1.5 Gibt es Patienten/Bewohner mit einem höheren Risiko für Aggressionen?

In Diskussionen unter Pflegekräften wird immer wieder auch darauf verwiesen, dass »*psychisch Kranke nicht häufiger gewalttätig sind als ›klinisch Gesunde*‹« (*Faust et al.,* 1998). Dennoch zeigen verschiedene empirische Untersuchungen, dass das Risiko eines gewaltsamen Übergriffs bei bestimmten psychiatrischen Erkrankungen deutlich erhöht ist. Dies gilt insbesondere für Patienten/Bewohner mit geistiger Behinderung und in akuten Krankheitsphasen. So kann es beispielsweise bei einem Patienten/Bewohner mit einer akuten schizophrenen Psychose zu wahnhaften Missdeutungen der Umgebung kommen, die ein aggressives Verhalten bedingen. Es kann aber auch in Überforderungssituationen, vor allem bei zu viel Nähe, zu aggressiven Verhaltensweisen kommen.

Nach einer Untersuchung von *Faust et al.* (1998) neigen männliche Patienten eher zu aggressivem Verhalten als weibliche. Meist sind die aggressiven Patienten zwischen 20 und 40 Jahre alt und haben eine mehrjährige Krankheitserfahrung, oft verbunden mit einem Missbrauch von Alkohol. In der Regel treten gewaltsame Übergriffe in den ersten Behandlungswochen oder in den ersten sechs Monaten nach Entlassung aus einer stationären Behandlung auf.

Für präventive Maßnahmen ist es hilfreich, die psychiatrischen Krankheitsbilder und deren jeweiligen Auswirkungen auf die Wahrnehmung und das Verhalten der Patienten/Bewohner gut zu kennen. Oft lassen sich auch aus der Vorgeschichte der Patienten/Bewohner wichtige Hinweise entnehmen. Meist ist ein gewalttätiges Verhalten kein einmaliges Ereignis in der Lebensgeschichte eines Menschen.

2.1.6 Was ist der Unterschied zwischen Aggression und Gewalt?

Bereits für den Begriff der »Aggression« konnte gezeigt werden, dass es nicht ganz einfach ist, ihn zu definieren. Im Wesentlichen ist aggressives Verhalten ein Verhalten, das subjektiv von jemandem als Bedrohung erlebt wird und eine Schädigung von Personen oder Gegenständen beabsichtigt oder beinhaltet. Daneben ist auch »Gewalt« ein Begriff, dem es an Präzision mangelt. Man kann Gewalt zum einen eng an juristischen Tatbeständen auslegen, dann ist all das Gewalt, was einen Straftatbestand erfüllt. Das ist in der Regel dann der Fall, wenn Menschen zu etwas gezwungen werden, was sie nicht wollen. Insofern ist natürlich jede Form der Freiheitseinschränkung als Gewalt anzusehen. Gewalt ist, im Unterschied zur Aggression, ein normativer Begriff, der an die Verletzung einer Norm, z. B. Gesetze, gekoppelt ist.

Natürlich kann Aggression auch zu Gewalt führen, wenn jemand durch aggressives Verhalten zu etwas gezwungen wird, was er nicht möchte. Gerade für den Bereich der psychiatrischen Pflege in Institutionen scheint aber noch eine weitere Unterscheidung zwischen Aggression und Gewalt sinnvoll: die institutionelle Gewalt. Diese ist eine Form der nicht-aggressiven Gewalt (*Goffman,* 1973). Das sind jene Verhaltensweisen und Strukturen innerhalb einer Einrichtung, die zu einer vermeidbaren Beeinträchtigung grundlegender menschlicher Bedürfnisse führen, ohne jedoch die Absicht der Schädigung zu beinhalten. Wenn in einer Einrichtung die Privatsphäre der Patienten oder Bewohner verletzt wird, so mag dahinter vielleicht sogar eine »gute Absicht« stecken, nämlich die Überwachung der Patienten zu ihrem Schutz. Trotzdem kann dies von den Betroffenen als Gewalt erlebt werden.

Innerhalb der Gewalt lässt sich nach *Galtung* (1975) zwischen personaler und struktureller Gewalt unterscheiden. Während die personale Gewalt direkt von Personen ausgeübt wird, ist die strukturelle Gewalt sozusagen apersonal. Es gibt hier keinen »Täter«. Die Gewalt entsteht vielmehr aus systemischen Strukturen. Dies ist im Vergleich zum juristischen Gewaltbegriff eine sehr weite Definition von Gewalt. Gewalt liegt sozusagen immer da vor, wo Menschen durch äußere Strukturen in ihren Möglichkeiten behindert werden. Damit wird deutlich, dass das Erleben von Gewalt in unserem Leben nahezu unumgänglich ist. Im Folgenden werden die Erfahrungen mit Gewalt am Arbeitsplatz von Pflegenden näher betrachtet.

2.1.7 Wer ist von Aggression und Gewalt in der Pflege betroffen?

In psychiatrischen Kliniken sind gewaltsame Übergriffe durch Patienten die häufigsten Arbeitsunfälle. Nach einer Statistik des Gemeindeunfallversicherungsverbandes Westfalen-Lippe (GUVV) sind ca. 40 % der Arbeitsunfälle in psychiatrischen Krankenhäusern die Folge von gewaltsamen Übergriffen durch Patienten. Aber nicht alle Mitarbeiter einer psychiatrischen Station sind in gleichem Maße von Aggression und Gewalt betroffen. Immer wieder kann in den Teams beobachtet werden, dass manche Mitarbeiter besonders häufig von gewaltsamen Übergriffen der Patienten betroffen sind. Woran liegt das? Offenbar gibt es persönliche Merkmale, die besonders gefährdend wirken. Nach einer Untersuchung von *Richter & Berger* (2001) sind vor allem jüngere, berufsunerfahrene Mitarbeiter von gewaltsamen Übergriffen betroffen. Dass die Erfahrung der Mitarbeiter eine Rolle spielt, lässt sich auch daran zeigen, dass Auszubildende offenbar ein erhöhtes Opfer-Risiko haben (2,5-fach erhöht!). Übrigens sind es meist pflegerische Mitarbeiter, die betroffen sind.

Doch auch in nicht-psychiatrischen Einrichtungen gibt es Gewalt gegen Pflegende. In einer Untersuchung von *Schneider* (2006) berichten Pflegende von häufigen Gewalterfahrungen. Neben körperlichen Übergriffen, wie Kratzen, Spucken, Beißen oder Schlagen, beschreiben Pflegende auch verbale Übergriffe. Sie werden von Patienten/Bewohnern beschimpft (»Arschloch« oder »dumme Kuh«, vgl. *Schneider*, 2006, S. 84) oder erleben ungerichtetes Schreien oder Beschimpfen während Pflegehandlungen. Mitunter kann es auch von Seiten der Angehörigen zu aggressiven Verhaltensweisen oder gar gewaltsamen Übergriffen kommen. Oft werden diese Erfahrungen von Pflegenden gar nicht als Gewalt erlebt.

Die berufliche Erfahrung trägt dazu bei, dass Pflegende die potenzielle Gefährdung besser einschätzen können. Zumindest gelingt es ihnen offenbar besser, gewaltsamen Übergriffen aus dem Weg zu gehen. Neben der intuitiven Einschätzung einer potenziellen Gefährdung sollte auch beachtet werden, dass das eigene Verhalten ebenfalls eine Gefährdung darstellen kann, wenn beispielsweise unbewusst Opfer-Signale übermittelt werden. Dies sind Verhaltensweisen, die mit dazu beitragen können, einen Mitarbeiter zu einem möglichen Opfer zu machen. Die Mitarbeiter wirken z. B. unsicher, haben eine brüchige und unentschlossene Stimme, wenden ihren Blick ab und machen undeutliche Aussagen dem Patienten gegenüber. Diese Verhaltensweisen können einem Angreifer signalisieren, dass der Mitarbeiter sich durch Gewalt beeinflussen lässt, dass er der Aggression nichts entgegensetzen kann. Dies bedeutet jedoch nicht, dass der Mitarbeiter keine Angst haben darf, oder dass er seine Angst nicht gegenüber dem Patienten äußern darf. Es geht vielmehr darum, der Aggression aktiv zu begegnen. Daneben können aber auch provozierende und herausfordernde Verhaltensweisen eine Gefährdung darstellen, da diese Verhaltensweisen die Aggression des Patienten eher weiter eskalieren lassen. In aggressiven Situationen ist ein besonnenes, auf die eigene Sicherheit bedachtes Verhalten sinnvoll, denn gewaltsame Übergriffe stellen eine erhebliche Gefahr für Pflegende dar.

2.1.8 Welche Folgen haben gewaltsame Übergriffe für die Mitarbeiter?

Nach einer Studie von *Richter & Berger* (2001) mussten 10 % der von gewaltsamen Übergriffen betroffenen Mitarbeiter ärztlich behandelt werden. In 5 % der Fälle waren die Mitarbeiter anschließend arbeitsunfähig. Meist enden gewaltsame körperliche Übergriffe für die Opfer mit Prellungen, Schwellungen, Hämatomen, Kratz- und Bisswunden. Mitunter ist mit körperlichen Übergriffen auch eine Infektionsgefahr verbunden, insbesondere bei Patients mit HIV oder Hepatitis. Sehr selten kommt es auch zu schweren Verletzungen oder gar Tötungen.

Infolge der Gewaltanwendung kommt es bei den betroffenen Mitarbeitern, neben der körperlichen Schädigung, oft auch zu einer psychischen Belastung. Selbst bei so genannten »alltäglichen« Gewalterfahrungen erleben Pflegende einen »Gefühlscocktail« (*Schneider,* 2006) von Enttäuschung, Bestrafung, Ärger, verletzt sein, ausgeliefert sein bis zur inneren Ablehnung des gepflegten Menschen. Es kommt zu Gefühlen der Ratlosigkeit, Hilflosigkeit, Überforderung, Unsicherheit und Druck, etwas zu tun. Daneben erleben Pflegende aber auch Angst vor einer Eskalation der Gewaltsituation.

Nach belastenden Gewalterfahrungen reichen die psychischen Störungen, über die immerhin 14 % der Betroffenen berichteten, von Schlaf- und Konzentrationsstörungen bis hin zu einer unbedingt behandlungsbedürftigen Post-traumatischen Belastungsstörung (*Richter & Berger,* 2001).

Selbstreflexion:
Auch Sie haben sicherlich Erfahrungen mit Gewalt in Ihrem Leben gemacht. Beschreiben Sie Situationen in denen Sie »Opfer«, »Täter« oder »Zuschauer« von körperlicher bzw. psychischer Gewalt waren und tragen Sie diese in Tabelle 1 ein.

Tabelle 1: Reflexion zur Erfahrungen mit Gewalt.

	Situationen, in denen ich Gewalt erfuhr	Situationen, in denen ich Gewalt ausübte	Situationen, in denen ich Gewalt beobachtete
Körperliche Gewalt			
Psychische Gewalt			

2.2 Auslöser von Aggression und Gewalt

Neben persönlichen Dispositionen und Entwicklungsbedingungen spielen Situationsbedingungen eine wesentliche Rolle für die Entstehung von aggressivem Verhalten bei Patienten/Bewohnern. Von *Goffman* (1973) wird die institutionelle Gewalt als möglicher umweltbedingter

Auslöser von aggressivem Patientenverhalten angesehen. Die institutionelle Gewalt gegenüber den Patienten/Bewohnern hat viele Gesichter, die nicht immer offensichtlich sind.

Verschiedene Aspekte psychiatrischen Handelns werden unter dem Begriff der »institutionellen Gewalt« zusammengefasst:

- Zwangseinweisung
- Gerichtliche Unterbringung nach UBG
- Gerichtliche Unterbringung nach BGB
- Zwangsmaßnahmen (Fixierung, Isolierung, Zwangsmedikation) und andere freiheitsein- schränkende Maßnahmen.
- Geschlossene Stationstür
- Ausgangsbeschränkungen
- Durch Nötigung erzwungene Freiwilligkeit
- Geldeinteilung
- Zigaretteneinteilung
- Restriktionen bezüglich des Konsums von Kaffee und Alkohol
- Beurlaubung nur gegen Therapieteilnahme
- Tagsüber Abschließen des Zimmers
- Nötigung zur Nahrungsaufnahme

Daneben hat auch die Fachkompetenz der Pflegekräfte einer Einrichtung und deren das Milieu bestimmende Grundhaltung Einfluss darauf, wie viel Gewalt Patienten/Bewohner erfahren. Qualifizierte Mitarbeiter, mit einer wertschätzenden Grundhaltung gegenüber den Patienten/ Bewohnern, können auf Konflikte und krisenhafte Situationen reflektierter und damit konstruktiver reagieren. Die fachliche Kompetenz zeichnet sich dabei vor allem als die Fähigkeit zur Selbstreflexion und Selbstkontrolle in Krisensituationen aus.

Werden Aggression und Gewalt aus Angst einfach ignoriert oder wird aus einer eigenen Wut heraus überreagiert, so kann dies zur Eskalation von angespannten Situationen beitragen. Aktuelle und frühere Aggression und Gewalt sollten nicht verleugnet oder bagatellisiert, sondern ernsthaft und nicht wertend thematisiert werden. Bereits eine potenzielle Aggression sollte mit einem Patienten besprochen werden. Frühere aggressive Situationen sollten zusammen mit ihm analysiert und mögliche Verhaltensalternativen entwickelt werden.

Zu einer Gewaltreduzierung tragen neben der grundsätzlichen Fachkompetenz und einer wertschätzenden Grundhaltung der Mitarbeiter unter anderem auch folgende Faktoren bei:

- klar geregelte und dennoch flexible Arbeitsabläufe,
- ein breites (sozio-)therapeutisches Angebot,
- Angebote für die Freizeitgestaltung,
- ein Stationsmilieu, das nicht steril, kalt, unwohnlich, eng, wenig überschaubar ist, sondern warm, freundlich, offen, wohnlich und gemütlich,
- bauliche Gegebenheiten, wie z. B. der Intensive-care-Bereich, »weiches Zimmer«
- sowie die Förderung engagierter und kooperativer Patienten/Bewohner-Therapeuten-Beziehungen.

2.3   Risikofaktoren bei Patienten

Die NANDA (*North American Nursing Diagnosis Association,* 1999) beschreibt in ihrer Pflege-diagnose *»Gefahr der Gewalttätigkeit«* folgende **Risikofaktoren für Gewalttätigkeit** bei Patienten:

In der Vorgeschichte der Patienten/Bewohner finden sich beispielsweise:
- Gewalt gegen andere (Schlagen, Treten, Spucken, Kratzen, Gegenstände werfen, Beißen, Vergewaltigung);
- Gewalt durch Drohungen (verbales Drohen gegen Personen, soziale Drohungen, Schimpfen, Drohbriefe, drohende Gebärden, sexuelle Drohungen);
- gewalttätiges antisoziales Verhalten (Stehlen, ständiges Einfordern von Vorrechten, ständiges Stören von Sitzungen, Nahrungsverweigerung, Medikamentenverweigerung, Nichtbeachten von Hausordnung und Therapieempfehlung);
- indirekte Gewaltausübung (an Kleidern reißen, auf Wände schreiben, auf den Boden urinieren, Schreien, Sachbeschädigungen, Türen zuschlagen, sexuelle Belästigungen);
- Gewalt gegen Kinder;
- Gewalt gegen Tiere/Tierquälerei;
- Konfrontation mit Gewalt in der Familie;
- Brandstiftung;
- Alkohol- und/oder Drogenkonsum.

In der aktuellen Situation zeigt der Patient beispielsweise:
- neurologische Störungen (z.B. Schädelhirntrauma, neurologische Befunde);
- kognitive Störungen (z.B. Lernschwierigkeiten, Aufmerksamkeitsstörungen, vermindertes intellektuelles Funktionieren);
- pränatale und perinatale Komplikationen und/oder Abweichungen;
- pathologischer Rausch, Intoxikation;
- psychotische Symptomatik (Halluzinationen, Wahnideen, unzusammenhängendes Denken);
- Verkehrsdelikte;
- suizidales Verhalten;
- Impulsivität;
- Besitz von Waffen oder anderen gefährlichen Gegenständen oder Zugang dazu;
- Körpersprache: gespannte Körperhaltung, geballte Fäuste und geschlossener Kiefer, erhöhte Aktivität, drohende Haltung, Atemlosigkeit.

Patienten, die unter einer schizophrenen Psychose leiden, haben in der Akutphase ein erhöhtes Risiko für Gewalt. Insbesondere wenn sie sich verfolgt fühlen, können sie als Versuch, sich zu schützen, aber auch aus Rache gegenüber einem vermeintlichen Schädiger, gewalttätig werden. Bei schizophrenen Patienten/Bewohnern ist nach *Faust, Steinert & Scharfetter* (1998) aber auch mit anderen Gewaltmotiven zu rechen. Mögliche Auslöser für aggressives Verhalten sind z.B.:
- wahnhafte Missdeutungen,
- das Gefühl der Fremdsteuerung,
- eine Reaktion auf (befehlende, innere) Stimmen,
- eine Reaktion auf Nähe anderer Menschen oder
- Überforderungen.

Aber auch bei andern psychischen Störungen sind aggressive Erregungszustände möglich. So können Patienten oder Bewohner mit geistiger Behinderung oder hirnorganischen Störungen, insbesondere wenn sie sich überfordert fühlen oder die Situation nicht mehr adäquat einschätzen können und sich daher bedroht fühlen, aggressives Verhalten entwickeln.

Bei Patienten/Bewohnern mit Persönlichkeitsstörungen finden sich Aggressionen oft im Zusammenhang mit einer erhöhten Kränkbarkeit, einem Mangel an Einfühlungsvermögen oder auf der Grundlage einer Impulskontrollstörung.

Faust, Steinert & Scharfetter (1998) beschreiben noch weitere Merkmale von Patienten, die auf eine Gefahr der Gewalt hindeuten können. Patienten, die in psychiatrischen Kliniken gewalttätig wurden sind:
- meist männlich,
- im Alter von 20 bis 40 Jahren,
- kommen meist aus Familien, in denen es zu Gewalt kam,
- haben mehrjährige Krankheitserfahrungen,
- reagieren häufig in der ersten Behandlungswoche gewalttätig,
- neigen zu Alkoholmissbrauch und
- suchen sich ihre Opfer häufig im sozialen Nahbereich (Familie, Bezugspersonen).

2.4 Pflege ohne Gewalt – Warum das nicht geht

Aggressives Verhalten ist kein Krankheitssymptom. Es ist vielmehr ein allgemein menschliches Verhalten, das jeder Mensch kennt und mit dem jeder Mensch im Laufe seines Lebens verschiedene Erfahrungen macht. Auch eine Pflege ohne Gewalt kann es nicht geben, denn Pflege findet in einem gesellschaftlichen Kontext statt, in dem Gewalt permanent existent ist. Aggression und Gewalt sind allgemein menschliche Verhaltensmöglichkeiten, die in Pflegeeinrichtungen genauso vorkommen wie in anderen gesellschaftlichen Bereichen.

Dennoch lassen sich in Pflegeeinrichtungen auch Rahmenbedingungen erkennen, die Gewalt zwar nicht gerade fördern, aber zumindest nicht vermindern helfen. So erleben Pflegende die Hierarchie in ihren Einrichtungen, enge Regelwerke des Qualitätsmanagements sowie Tagesabläufe, die eher die Bedürfnisse der Institution als die Individualität der Patienten/Bewohner und deren Pflegende widerspiegeln, oft als zusätzlichen Arbeitsdruck und frustrierende Einschränkung. Pflegende erleben dann oft eine Diskrepanz zwischen einer ganzheitlich und individuell orientierten Pflegetheorie, den vermittelten Idealen in Aus-, Fort- und Weiterbildungen und der tatsächlich erlebten Pflegepraxis in ihren Institutionen (vgl. *Schneider,* 2006).

Besonders problematisch erleben psychiatrisch Pflegende die Ordnungsfunktion ihrer Einrichtungen. Neben der Behandlung und Pflege psychischer Erkrankungen ist es die Aufgabe der Psychiatrie oder psychiatrischer Pflegeeinrichtungen, Menschen vor Gewalt zu schützen. So kann es manchmal notwendig sein, Menschen, die sich selbst massiv gefährden, vor sich selber zu schützen. Oder es ist nötig, Menschen, die von psychisch Kranken bedroht werden, vor diesen zu schützen. Diese Ordnungs- und Schutzfunktion erfüllt die Psychiatrie und »beschützende Heime« mitunter auch gegen den Willen der betroffenen Patienten, die z. B. von der Polizei, mitunter auch in Handschellen, auf eine zumeist geschlossene, psychiatrische Station gebracht werden. Auch in so genannten »beschützten Wohnbereichen« der Heime werden Menschen eingesperrt, ob sie dies wollen oder nicht.

Auch wenn der dahinter stehende Gedanke ein positiver ist und letztlich dem Schutz von Menschen dient, so ist es dennoch eine Form von Gewalt, einen Menschen gegen seinen (natürlichen) Willen festzuhalten, ihn einzusperren und zu behandeln.

Die meisten Patienten erleben dies nicht ohne Grund als gewalttätigen Übergriff oder zumindest als Aggression. Umso wichtiger ist es für alle Pflegenden, sich der Gewalt bewusst zu werden, die von der Institution gegenüber Individuen (Patienten, Bewohner, Angehörige und Mitarbeiter) angewendet wird.

Psychiatrie und Gewalt sind aber auch insofern miteinander verwoben, als es beispielsweise im Rahmen einer Wahrnehmungsveränderung bei einer psychischen Erkrankung zu gewalttätigen Reaktionen eines Patienten auf eine Überforderungssituation kommen kann. Diese Gewalt ist Ausdruck der jeweiligen Erkrankung und erfordert einen professionellen Umgang. Alle Patienten – auch die aggressiven und gewalttätigen – haben ein Recht auf eine professionelle Behandlung, auch wenn sie aggressiv oder gar gewalttätig sind!

Bevor auf den deeskalierenden Umgang mit aggressiven Patienten eingegangen wird, soll das folgende Kapitel zunächst der Reflexion von Organisationsbedingungen dienen. Die Handhabung von Aggression und Gewalt in einer psychiatrischen und pflegerischen Einrichtung kann nicht allein die Sache der Mitarbeiter sein, es ist vielmehr die ganze Institution gefordert. Aggressionshandhabung und Deeskalation fordern ein verantwortliches Handeln der Professionellen und ihrer Leitungen.

3 Verantwortung von Management und Pflegekräften

Überblick

Aggression und Gewalt sind, wie im ersten Kapitel dargestellt, menschliche Verhaltensweisen, mit denen jeder im Laufe seines Lebens verschiedene Erfahrungen macht. Daher muss sich auch eine psychiatrische oder pflegerische Einrichtung mit dem Thema auseinandersetzen. Jede Einrichtung ist allein schon aus Gründen des Arbeitsschutzes dazu verpflichtet, Vorkehrungen für die Sicherheit und die Gesundheit seiner Mitarbeiter zu treffen. Die Leitungskräfte stehen dabei besonders in der Verantwortung.

Für den professionellen Umgang mit aggressiven und gewalttätigen Verhaltensweisen sollte in einer Einrichtung eine systematische Sicherheitskultur implementiert werden. Dabei geht es nicht so sehr um die Bereitstellung von standardisierten Techniken, vielmehr erfordert die Komplexität der Problematik ein differenziertes und vielfältiges Vorgehen, das durch die Förderung der Problemlösekompetenz der Mitarbeiter entwickelt werden kann.

Grundsätzlich sind die Würde und der Respekt gegenüber den Beteiligten und damit auch gegenüber aggressiven und gewalttätigen Patienten unbedingt zu berücksichtigen.

Wenn man mit potenziell aggressiven oder gewalttätigen Patienten arbeitet, stellen sich Fragen auf verschiedenen Ebenen:
1. Wer trägt in der Institution welche Art von Verantwortung für den professionellen Umgang mit aggressiven und gewalttätigen Patienten?
2. Wie kann gewalttätigen Situationen vorgebeugt werden und Sicherheit schon im Vorfeld geschaffen werden?
3. Wie kann konkret in aggressiven und gewalttätigen Situationen mit den Patienten so umgegangen werden, dass es einerseits nicht zu Verletzungen kommt, sich die Patienten aber andererseits gut, d. h. professionell und respektvoll, behandelt fühlen?

3.1 Zwei Vorbemerkungen

Hier soll – nach zwei Vorbemerkungen – zunächst auf die erste Frage eingegangen werden. Die Fragen zwei und drei sind dann Inhalt der weiteren Kapitel.

Erste Vorbemerkung:
Warum sollte man aggressive und gewalttätige Patienten überhaupt respektvoll behandeln – besonders solche, die **uns** bedrohen oder angreifen?

Dafür gibt es – aus professioneller Sicht – mehrere Gründe:
- Die aggressiven oder gewalttätigen Patienten bleiben auch in einer Krisensituation unsere Patienten, für die wir eine besondere Verantwortung tragen – gerade in Krisensituationen.

- Die Patienten, die sich in einer solchen Ausnahmesituation befinden, sind nicht unsere Gegner, sondern Menschen, die – häufig genug – auch in unserer Institution sind, *weil* sie in solche Krisen geraten.
- Einen Verlust der Selbstkontrolle oder Probleme mit der Impulssteuerung zu haben, macht jemanden nicht zu einem schlechten Menschen oder Gegner. Der Umgang mit solchen Problemen ist vielmehr unsere professionelle Aufgabe.
- Jemanden in Krisensituationen respektlos zu behandeln, seine Würde oder seine Persönlichkeitsrechte nicht zu achten, führt dazu, dass die therapeutische Basis auch in anderen Situationen gefährdet ist.
- Jemand, der in der Lage ist, Patienten professionell durch eine Krise zu begleiten, ohne strafend, rächend oder Schmerz zufügend einzugreifen, dient auch als Verhaltensbeispiel für die Patienten.
- Es dient der Steigerung des Sicherheitsgefühls der Patienten, wenn sie die Erfahrung machen, dass sie auch in Ausnahmesituationen gut behandelt werden und dass dabei das Ziel, Sicherheit für alle herzustellen, oberstes Gebot ist.
- Die Patienten (und ihre Angehörigen) können berechtigterweise erwarten, dass in einer psychiatrischen Institution professionell mit Krisen umgegangen wird.
- Nur im Sinne von Notwehr zu handeln oder gar Kampfsporttechniken oder Schmerz zufügende Techniken anzuwenden, kann dazu führen, dass das Pflegepersonal in den Verdacht gerät, in Krisensituationen die Grenze zur Misshandlung von Schutzbefohlenen zu überschreiten, wenn auch nur wider besseren Wissens oder Könnens.

Zweite Vorbemerkung:

Grundsätzlich und für alle Hierarchieebenen in psychiatrischen Kliniken gilt:

Die Arbeit in der Psychiatrie ist herausfordernd und anspruchsvoll auch schon in friedlichen Alltagskontexten. Die Gefahr, durch Patienten bzw. Klienten verletzt zu werden, ist bei betreuenden Berufen (insbesondere in stationären Settings) im Vergleich zu anderen Berufsgruppen besonders hoch (*Di Martino & Chapell,* 1998; *Di Martino,* 2000). Die Beanspruchung der *Person* der Pflegekraft und die tägliche pflegerische Arbeit, die ja auch immer Beziehungsarbeit ist, sind Kräfte zehrend und bedürfen des Respekts und der Anerkennung durch alle Hierarchieebenen. Die Arbeit mit aggressiven und potenziell gewalttätigen Patienten ist eine besondere Herausforderung, die auch einer besonderen Berücksichtigung und Unterstützung in der und durch die Institution bedarf. Das bedeutet besondere Aufmerksamkeit und Vorsorge sowie eine umfassende Fürsorge bezogen auf die dort tätigen Fachkräfte.

3.2 Die Verantwortung der Professionellen im Einzelnen

3.2.1 Die Verantwortung des Trägers

Fangen wir in der Hierarchie einer psychiatrischen Institution oben an. Je nach Aufgabenverteilung in einer psychiatrischen Institution liegen die folgenden Verantwortlichkeiten bei dem Träger (es sei denn, sie sind teilweise an die ärztliche Leitung oder die Geschäftsführung delegiert).

1. Der Träger gibt den Auftrag an die Leitung bzw. Geschäftsführung, ein Sicherheitskonzept zu entwickeln.
2. Er ist zuständig für die politische Absicherung der Arbeit nach außen.

3. Er verfolgt eine proaktive Öffentlichkeitsarbeit mit dem Ziel, auch die Risiken der Arbeit der Psychiatrie darzustellen.
4. Er ist zuständig für die Vernetzung und Kooperation auf Trägerebene mit anderen Institutionen, auch der Institution mit Fachaufsichtsfunktion.
5. Er entwickelt in enger Kooperation mit der Leitung ein Konzept für den Umgang mit den Medien nach einem (schweren) Krisenfall oder im Fall eines Strafverfahrens.
6. Er ist aufgefordert, in Krisensituationen konsequent zu handeln und konsequentes Handeln der Leitung bzw. Geschäftsführung zu unterstützen.
7. Er sollte sich – auf der Basis eines grundsätzlichen Vertrauens in die Professionalität der ärztlichen Leitung und des Pflegepersonals – darüber bewusst sein, dass bei aller Professionalität auch Fehler vorkommen können. Das ist – auch bei allem Bemühen um Qualität – die Realität, die anerkannt werden sollte, ohne dabei Dinge zu vertuschen oder in Leichtfertigkeit zu verfallen.

Wenn auf dieser obersten Hierarchieebene das Bewusstsein für die Komplexität der psychiatrischen Pflege entwickelt ist und die Aufgaben klar sind, gibt dies Sicherheit und Klarheit für die weiteren Ebenen und deren Verantwortlichkeiten.

3.2.2 Die Verantwortung und die Aufgaben der ärztlichen Leitung/Geschäftsführung

Die Leitung einer Institution ist im Rahmen der Fürsorgepflicht und des Arbeitsschutzes (siehe Arbeitsschutzgesetz § 3, § 4) auch für die Sicherheit der Mitarbeiter gegenüber aggressiven und gewalttätigen Übergriffen durch die Patienten zuständig (*Kienzle*, 1998). Mitarbeiter mit pflegerischen Funktionen »darf nicht vom Arbeitgeber zugemutet werden, dass sie körperlich oder psychisch geschädigt werden« (*Kienzle & Paul-Ettlinger*, 2006). Die Leitung hat frühzeitig und umfassend dafür Sorge zu tragen,
1. dass alle notwendigen Vorkehrungen getroffen werden, die präventiv die Mitarbeiter vor Übergriffen schützen, und
2. dass die Mitarbeiter Verhaltensweisen für Krisensituationen lernen und anwenden können (*Kienzle & Paul-Ettlinger*, 2006), die in ihrem Arbeitsfeld nötig sind.

Zunächst sollte die Institution ein eindeutiges, ausformuliertes Leitbild besitzen, in dem auch Fragen der Sicherheit der Mitarbeiter **und** der Patienten angesprochen werden. Insbesondere sollte deutlich werden, dass Gewalt unter keinen Umständen geduldet oder hingenommen wird – weder von Seiten der Patienten noch von Seiten der Mitarbeiter – und dass bei gewalttätigem Verhalten mit Konsequenzen gerechnet werden muss.

Dann sollte es ein bewährtes Handlungskonzept für den Einsatz in aggressiven und gewalttätigen Krisensituationen geben, in dem alle Mitarbeiter geschult sind. Es liegt in der Verantwortung der Leitung, dass diese Schulungen verpflichtend durchgeführt werden und das Wissen regelmäßig aufgefrischt wird.

Auch sollten die Rahmenbedingungen dem Arbeitsfeld entsprechend so gestaltet sein, dass ein Höchstmaß an Sicherheit entsteht. Dies bedeutet:
- in stationären Einrichtungen (z. B. psychiatrischen Kliniken, aber auch heilpädagogischen Einrichtungen und Wohngruppen) die Risikoabschätzung bezüglich der Zusammensetzung

der Stationen und Wohngruppen, die Aufnahmepolitik abgestimmt auf die Konzeption, die Zielgruppe (Krankheitsbilder), die räumlichen Möglichkeiten, die Personaldichte, Teamkompetenz und Berufserfahrung,

- bei ambulanter psychiatrischer Tätigkeit z. B. Möglichkeiten der Risikoabschätzung vor Besuchskontakten bei Menschen, die unbekannt sind oder ein Risiko darstellen könnten (auch potenziell aggressive Angehörige), Ausstattung der Mitarbeiter mit Funktelefon oder Alarmsystem, die Möglichkeit, solche Kontakte zu zweit durchzuführen usw.

Weiterhin hat die Leitung (ggf. die Pflegedienstleitung) dafür zu sorgen, dass regelmäßig eine Beurteilung des Gefährdungspotenzials (*Kienzle & Paul-Ettlinger,* 2006; ArbSchG § 5) erfolgt. Hier geht es nicht nur um die Beurteilung der möglichen Gefahr, die von einem Patienten ausgehen kann. Ja es ist sogar ausdrücklich darauf zu achten, dass Patienten nicht zu »Gefahrenpotenzialen« hoch stilisiert werden und dabei mögliche präventive und deeskalierende Möglichkeiten übersehen oder ausgeblendet werden. Vielmehr geht es um eine umfassende Beurteilung, die sich bezieht auf:

- den potenziell gefährlichen Patienten,
- Kombinationen von verschiedenen Patienten,
- Besonderheiten der Station bzw. der Betreuungssettings,
- Mitarbeiter(-konstellationen),
- Teamprobleme und
- Situationen, die möglicherweise zu Risiken beitragen oder Auslöser sein können.

Die sich daraus ergebenden Konsequenzen für die Mitarbeiter, die Patienten und die Institution als ganzer sind zu planen und umzusetzen.

In dem Sicherheitskonzept sollten diejenigen Personen und Institutionen (z. B. Polizei) vor Ort berücksichtigt sein, die in Krisenfällen unterstützend hinzugezogen werden können. Dazu gehört auch die enge Abstimmung mit anderen Institutionen und Personen, die mit den potenziell gewalttätigen Patienten zu tun haben, nicht nur beruflich (z. B. Beratungsstellen, sozialpsychiatrischer Dienst, Selbsthilfegruppen, Angehörigengruppen). Die fachliche und politische Absicherung nach außen (z. B. Unfallkasse, Amt für Arbeitsschutz, Spitzenverband) gehört ebenso zu den Aufgaben der Leitung.

Die Leitung ist also verantwortlich für die Entwicklung und Implementierung einer umfassenden **Sicherheitskultur,**

- die sich auf das Bewusstsein gründet, dass es zum beruflichen Alltag gehört, mit potenziell gefährlichen Menschen zu arbeiten,
- die als Ziele hat, die Mitarbeiter vor vermeidbaren Gefahren durch die Patienten zu schützen, andere Patienten oder mittelbar Beteiligte vor Gefahren zu schützen und Patienten vor Autoaggression zu schützen und
- die sich praktisch in einem organisatorischen und einem personellen Sicherheitskonzept niederschlägt.

Dabei umfasst das organisatorische Sicherheitskonzept die Vorgehensweisen, Regelungen sowie unter Umständen Sicherheits- und Alarmeinrichtungen, die für einen gewalttätigen Krisenfall vorzusehen sind. In dem personellen Sicherheitskonzept sind alle Maßnahmen zusammengefasst, die sich auf die Mitarbeiter beziehen: Mitarbeiterauswahl und -fortbildung, Einarbeitung und Anleitung, Supervision und Nachbearbeitung von Krisenfällen, bis hin zur Bearbeitung von Post-traumatischen Belastungsstörungen.

3.2.3 Die Verantwortung und die Aufgaben der Pflegedienstleitung und Stationsleitung

Auf der Ebene der pflegerischen Leitungen ist dafür Sorge zu tragen, dass die für die Gesamtinstitution geltenden Maßnahmen konsequent durchgeführt und auch bei längeren Phasen friedfertigen Alltags durchgehalten werden. Insbesondere die Risikoeinschätzungen bezogen auf konkrete Patienten und bestimmte Situationen und die Einleitung von notwendig werdenden Maßnahmen gehören in der Regel in die Hände der Pflegedienst- und Stationsleitung.

In jedem Fall sollten die Patienten – je nach ihren Möglichkeiten und ihrer Bereitschaft – bei Fragen der Sicherheit einbezogen werden. Dies ist nicht nur ein Gebot der Transparenz und Beteiligung, sondern es kann direkt zu effektiver Prävention beitragen und beim Deeskalieren hilfreich genutzt werden.

Schon bei Aufnahmegesprächen oder Erstkontakten sollte sichergestellt sein, dass man sich gegenseitig offen und umfassend über die Risiken und Chancen der künftigen Zusammenarbeit austauscht. Unter keinen Umständen dürfen wichtige Fakten bezüglich einer Vorgeschichte von Aggressivität oder Impulskontrollverlusten verschwiegen oder bagatellisiert werden, nur um die Aufnahmewahrscheinlichkeit zu erhöhen. Dies wäre nicht nur unter fachlichen Gesichtspunkten unprofessionell (und unkollegial), sondern würde den Erfolg der Gesamtmaßnahme grundsätzlich gefährden. Erst wenn die psychiatrische Institution sich ein realistisches Bild von dem jeweiligen Patienten, seiner Vorgeschichte, seiner Problematik und seinen Lösungsstrategien sowie den bisherigen erfolgreichen Interventionen anderer machen kann, ist eine realistische Abschätzung der Risiken möglich.

Auch die psychiatrische oder pflegerische Institution muss natürlich ihre Möglichkeiten und Grenzen deutlich machen und gegebenenfalls zusätzliche Hilfen einplanen, wenn sie dies für nötig hält. Leichtfertige Aufnahmeentscheidungen, die eher vom Belegungsdruck als von Fachlichkeit geleitet sind, beinhalten ein hohes Risiko des Scheiterns – im Endeffekt zu Lasten der Patienten.

Zumindest bei Patienten, die eine Vorgeschichte von aggressiven und gewalttätigen Verhaltensweisen oder von Problemen mit der Impulskontrolle haben, sollten zwei zentrale Aspekte thematisiert werden:

1. Wie wird in dieser Institution auf aggressives und auf gewalttätiges Verhalten reagiert?
2. Was können der Patient oder die ihn begleitenden Personen im Voraus an Informationen über sich und seine Problematik beitragen, damit die Mitarbeiter angemessen präventiv und effektiv deeskalierend tätig werden können?

Zu 1 gehören Informationen an den Patienten, seine Angehörigen, ggf. seinen gesetzlichen Betreuer oder wichtige anwesende Bezugspersonen, wo die Grenzen des Tolerierbaren in dieser Institution liegen:

- bei verbaler Gewalt, Beleidigungen, Bedrohungen?
- bei Sachbeschädigungen?
- bei Handgreiflichkeiten?

- bei versuchter Körperverletzung?
- bei tatsächlicher Körperverletzung?

Dann sollten die Maßnahmen erläutert werden, mit denen auf gewalttätiges Verhalten üblicherweise reagiert wird und schließlich sollte über die sich daraus ergebenden Konsequenzen gesprochen werden:

- Wie sind die Mitarbeiter geschult und wie werden sie in gewalttätigen Situationen handeln?
- Wo ist die Grenze erreicht, bei der die Betreuung abgebrochen wird?
- Bei welcher Art von Gewalttätigkeit werden Außenstehende (Angehörige, gesetzliche Betreuer, andere Institutionen und Aufsichtsbehörden oder -gremien) benachrichtigt bzw. einbezogen?
- Bei welchen Anlässen wird die Polizei eingeschaltet?
- Wann kann es zu einer Strafanzeige kommen?

Im Punkt 2 geht es darum, Informationen bei dem Patienten, seinem gesetzlichen Betreuer, seinen Angehörigen und wichtigen Bezugspersonen zu erfragen:

- Welches sind die Auslöser bei dem Patienten, die zu aggressiven Entwicklungen oder Ausbrüchen führen können und die wir kennen sollten? Sind es persönliche Beleidigungen, abfällige Bemerkungen über seine Familie oder Freunde, ist es ungefragter Körperkontakt, ist es ein bestimmter Tonfall einer anderen Person, sind es Grenzsetzungen, Aufforderungen oder Gebote von anderen Menschen? Oder wird der Patient erst aggressiv als Reaktion auf aggressives Verhalten anderer? Was empfindet der Patient selbst als aggressives Verhalten anderer?
- Wie will der Patient bei einem aggressiven Ausbruch behandelt werden, um seine Selbstkontrolle zurück zu gewinnen? Was kommt in solchen Situationen noch bei ihm an? Was erlebt er als hilfreich und unterstützend, um die Aggression nicht in Körperverletzung umschlagen zu lassen? Was beruhigt ihn, ohne ihn bloß zu stellen oder ihm das Gefühl zu geben, »Verlierer« zu sein?
- Wie erlebt er die o. g. Vorgehensweisen der Institution bei aggressivem und gewalttätigem Verhalten? Sieht er selbst genügend Möglichkeiten, sich auf diese Rahmenbedingungen einzulassen oder sieht er »sein« Scheitern als vorprogrammiert an?

Weiterhin können Patienten, die schon eine gewisse Zeit in oder von der Institution betreut werden, hilfreiche Hinweise dazu geben, wo sie Sicherheitsrisiken sehen (für sich selbst und andere Patienten, auch das Personal). Unter der Federführung der pflegerischen Leitung werden die Ergebnisse dieses Informationsaustauschs zusammengefasst und bewertet, so dass sie die Grundlage für die weiteren Entscheidungen bilden können.

3.2.4 Die Verantwortung und die Aufgaben der Beratenden in Teamgesprächen, Supervisionen

Regelmäßige Teamgespräche und Supervision können dazu beitragen, gewalttätige Vorfälle auszuwerten, die individuellen Anteile der Beteiligten herauszuarbeiten sowie institutionelle und strukturelle Probleme aufzudecken. Auf diese Weise können Einzelne, Teams und die Institution als Ganze aus den Vorfällen lernen und Konsequenzen ziehen, die wiederum präventiv wirksam werden können.

Es geht dabei auch um die Bearbeitung möglicher Teamprobleme, die zu Ungleichheit oder Uneinigkeit, ja sogar Untätigkeit in Krisensituationen führen können. Besonders wenn Differenzen, Konflikte oder Rivalitäten im Team deutlich werden, kann dies einerseits zu Kommunikationsproblemen führen, andererseits ein einheitliches und sich gegenseitig stützendes Vorgehen in Krisensituationen eher unwahrscheinlich machen, wodurch es nicht zu effektiven Lösungen kommt, ja die Unsicherheit auf Seiten der Patienten noch vergrößert wird, was wiederum die Situation verschärfen kann.

Die Beratenden sind auch die ersten Ansprechpartner, wenn eine Krisensituation soweit eskaliert ist, dass es zu schwersten Bedrohungen, zu massiven Verletzungen oder auf andere Weise zu traumatisierenden Ereignissen gekommen ist. Die Beratenden sollten wissen, was in solchen Situationen hilfreich für die betroffenen Mitarbeiter ist und wo weiter gehende Hilfe zu finden ist (z. B. zur Vorbeugung eines Post-traumatischen Belastungssyndroms). Schließlich können die Beratenden im Alltag auch die Hüter des Leitbilds der Institution und der ethischen Grundsätze im Umgang mit den Patienten sein.

3.2.5 Die Verantwortung und die Aufgaben der Mitarbeiter, die in direktem Kontakt zu den Patienten stehen

Einfach gesagt: Die Mitarbeiter müssen bereit sein und dazu befähigt werden, mit aggressiven und gewalttätigen Konflikten mit Patienten oder zwischen Patienten professionell umzugehen. Das oberste Ziel dabei ist:

Die Persönlichkeitsrechte und die Würde der Patienten zu achten und dabei Sicherheit für alle Beteiligten herzustellen.

Die Bundesarbeitsgemeinschaft der leitenden Klinikärzte für Kinder- und Jugendpsychiatrie in Deutschland stellt zu dieser Thematik fest: »Die Achtung der Würde und Selbstbestimmung der … Patienten und ihrer Sorgeberechtigten ist Voraussetzung jeder Behandlung. Das gilt auch und besonders für den Umgang mit Krisensituationen …« (*Bundesarbeitsgemeinschaft der leitenden Klinikärzte für Kinder- und Jugendpsychiatrie*, 2001).

Dies gilt sinngemäß für jeden Umgang mit Patienten, nicht nur mit Kindern und Jugendlichen: Nur wenn wir die Würde und die Persönlichkeitsrechte der Patienten respektieren, haben wir die Basis, von der aus therapeutische Interventionen erst gelingen können. Inwieweit wir es schaffen, diesen grundsätzlichen Respekt auch in aggressiven und gewalttätigen Situationen zu erhalten und darauf gründend zu intervenieren mit dem Ziel, Verletzungen zu vermeiden oder Verletzungsfähigkeit einzuschränken, ist ein Maß für Professionalität in Krisensituationen.

Auch aus juristischen Gründen ergibt sich die besondere Rolle von Professionellen mit Pflege- bzw. Betreuungsauftrag. Sie dürfen in gewalttätigen Krisensituationen nicht »irgendwie« reagieren. Vielmehr muss von ihnen erwartet werden, dass sie angemessen handeln, d. h. nur solche Gegenreaktionen zeigen, die gerade ausreichen, ein Verletzungsrisiko zu vermeiden, und die bezogen auf die Patienten nicht zudringlicher sind, als unbedingt nötig (*Kienzle & Paul-Ettlinger*, 2006). Damit sind absichtlich Schmerz zufügende Techniken ausgeschlossen, zumal sie auch in der Praxis große Risiken mit sich bringen.

Der aggressive oder auch gewalttätige Patient oder Bewohner wird als ein Mensch gesehen, der sich in einer Krise und einem damit verbundenen Kontrollverlust befindet, und nicht als Gegner. Dementsprechend muss größter Wert darauf gelegt werden, es gar nicht erst zu körperlichen Auseinandersetzungen kommen zu lassen (präventive Maßnahmen und verbale Deeskalation haben Vorrang). Techniken einzusetzen, die Schmerz verursachen, ist nicht nur ethisch bedenklich, sondern aus juristischer Sicht auch verboten, wenn die Mitarbeiter andere Möglichkeiten, z. B. verbale Deeskalationstechniken, Ausweich- und Selbstschutztechniken einsetzen könnten, um das Verletzungsrisiko zu minimieren (*Kienzle & Paul-Ettlinger*, 2006).

Zurückschlagen, wie es nur bei einem völligen Verlust der Selbstkontrolle vorstellbar ist, ist im Sinne des Notwehrparagrafen kein Reflex, sondern eine eigene Handlung, die strafbar sein kann.

Für Situationen, in denen doch einmal körperliche Interventionstechniken notwendig werden sollten, werden aus berufsethischen, rechtlichen und therapeutischen Gründen nur solche angewandt, die dem Patienten keinen Schmerz zufügen und ihn nicht körperlich schädigen. Dabei müssen selbstverständlich auch die Sicherheitsbedürfnisse der Mitarbeiter berücksichtigt werden. Die Persönlichkeitsrechte der Patienten stehen nicht höher als die der Mitarbeiter. Wie dies gelingen kann und welche Aspekte bei der Qualifizierung der Mitarbeiter beachtet werden sollten, darauf wird im Folgenden eingegangen. Dabei wird nun eine Haltung vorausgesetzt, die auf dem würde- und respektvollen Umgang mit den Patienten basiert.

3.3 Grundelemente eines Qualifizierungskonzepts

Zunächst einmal geht es darum, dass Mitarbeiter eher einen grundsätzlichen Zugang zu gewalttätigem Verhalten als eine Reihe von »Techniken« erlernen. Es geht mehr um Grundprinzipien als um spezifische Interventionen. Das vorrangige Ziel ist es, den Mitarbeitern zu helfen, die richtigen Fragen an die Krisensituationen zu stellen, damit sie die Probleme selbst lösen können. Also:
Problemlösungskompetenz zu entwickeln ist wichtiger, als fertige Antworten zu haben oder nur Techniken anzuwenden.

Mitarbeiter sollten klare Ziele bezogen auf ihre Patienten bzw. Bewohner haben und wissen, wie sie sie erreichen wollen und können (Therapie-, Behandlungs- bzw. Betreuungsplan). Darüber hinaus sollten sie Notfallreaktionsweisen für gewalttätige Situationen kennen und anwenden können, die die Alltagsarbeit ergänzen.

Die im Folgenden umrissenen Elemente eines Qualifizierungskonzepts beziehen sich auf ein Notfallkonzept, das zum Tragen kommt, wenn alle möglichen anderen Interventionen, auf die der Patient normalerweise reagiert, nicht wirksam sind. Notfallkonzept bedeutet, dass es auf Notfälle begrenzt bleibt und nicht zum Alltagshandeln oder als Ersatz für normales pflegerisches oder therapeutisches Handeln genommen wird. Nach einem gewalttätigen Zwischenfall, auf den mit einem Notfallkonzept reagiert wird, ist stets zum Alltag zurückzukehren. Krisensituationen sollten von ihrer Anzahl und der Bedeutung, die ihnen zugemessen wird, die Ausnahme bleiben, auch um eine Stigmatisierung der Patienten zu vermeiden. Patienten sind – auch wenn sie häufig aggressive Kontrollverluste erleiden – nicht irgendwelche »aggressiven

Übeltäter«, sondern eben Patienten, die auch aus medizinischen und therapeutischen Gründen von uns betreut, versorgt oder behandelt werden.

Ein noch so gutes Notfallkonzept kann kompetente Anleitung, regelmäßige Teamberatung und Supervision nicht ersetzen. Dies wird vielmehr für die Arbeit mit potenziell gewalttätigen Menschen vorausgesetzt. Professionelles Beurteilungsvermögen von aggressiven oder sich aufschaukelnden Situationen gehört zur Grundvoraussetzung, wenn jemand mit dieser Klientel arbeitet. Auch bei der Vermittlung von sicheren und effektiven Interventionen liegt die richtige und situationsangemessene Anwendung stets in der Verantwortung jedes Einzelnen bzw. des Teams.

Gefahren- und Gewaltsituationen sind fast immer zu lösen oder zu bewältigen. In Situationen jedoch, wo es z. B. zu massiven aggressiv geladenen Situationen oder Gewaltausbrüchen kommen kann, bei denen z. B. eine Station unterbesetzt ist, kommen auch die besten Konzepte an ihre Grenzen. Hier ist neben der Qualifizierung der Mitarbeiter die Verantwortung des Managements gefragt, um durch klare Entscheidungen Gefahrenpotenziale zu entschärfen. So muss ggf. die Belegungspolitik oder der Personalschlüssel geändert bzw. der Dienstplan umgestellt werden. Qualifizierte Mitarbeiter im Umgang mit gewalttätigen Patienten sind kein Ersatz für ein vernünftiges und verantwortungsvolles Management. Die Kompetenzen der Mitarbeiter zu stärken, das Handlungsrepertoire zu erweitern und die Sicherheit zu erhöhen, ersetzt nicht vorausschauendes Handeln im Team oder auf der Leitungsebene. Aber auch Leitungsentscheidungen und Dienstanweisungen können professionelles Beurteilungsvermögen der Mitarbeiter in den konkreten Krisensituationen nicht ersetzen!

Ein Fortbildungskonzept zum effektiven Handeln in Krisensituationen sollte:
- Informationen über Aggression und Gewalt vermitteln, um die Sichtweisen und damit die Entscheidungsmöglichkeiten bei Interventionen der Mitarbeiter zu erweitern;
- Selbstreflexionsphasen einschließen, damit die Mitarbeiter sich über ihre eigene Aggressionsbereitschaft und ihren möglichen Anteil an eskalierenden Prozessen klarer werden;
- systematisches, vorausschauendes Denken und Planen fördern, damit Krisensituationen präventiv verhindert werden können;
- Rollenspiele vorsehen, in denen die verbalen und nonverbalen Signale der Mitarbeiter reflektiert werden können und Krisenkommunikation geübt werden kann;
- Ausweich- und Selbstschutztechniken, Befreiungs- und Festhaltetechniken vermitteln, um die persönliche Sicherheit auch bei Versagen von verbaler Deeskalation zu erhöhen,
- die Notwendigkeit genauer Dokumentation vermitteln und eine Systematik für Nachbesprechungen vorsehen, damit Konsequenzen aus Krisensituationen gezogen werden können, die wiederum präventiv genutzt werden können und somit die Sicherheit erhöhen.

Einige dieser Punkte kann man sich selbstständig erarbeiten; dazu dienen die folgenden Kapitel. Andere sind nur interaktiv vermittelbar, z. B. die Krisenkommunikation und die Körpertechniken; dazu sollte man einschlägige Seminare mit entsprechend qualifizierten Trainern besuchen und das Erlernte regelmäßig – wenn möglich im Team – auffrischen.

3.4 Abschließende Bemerkungen

Grundsätzlich geht es bei allen Versuchen der Krisenbewältigung, insbesondere bei der Krisenkommunikation, darum, einen Patienten professionell durch eine Krise zu begleiten. Das bedeutet in der Praxis:

- Der Patient wird als eine Person angesehen, die ein Problem mit der Steuerung ihres aggressiven Verhaltens oder der Impulskontrolle hat.
- Der Patient ist (wenn sich die Aggression gegen den Mitarbeiter richtet) nicht der Feind des Mitarbeiters, sondern er nutzt ihn möglicherweise als Projektionsfläche oder Übertragungsobjekt für seine eigene Problematik. Selbst wenn der Patient, was oft nachvollziehbar ist, gegen den Mitarbeiter und dessen Grenzsetzungen oder Anweisungen opponiert, ist doch der Ausprägungsgrad der Aggression, wenn sie Körperverletzung zur Folge hätte, aus der Situation heraus oft nicht vollständig begründbar und verständlich. Immer wieder mischen sich lebensgeschichtliche Ereignisse und Erfahrungen mit dem aktuellen Auslöser und führen so zu gefährlichen Situationen. Häufig kommen Patienten in ein Betreuungsverhältnis (insbesondere Patienten mit Störungen des Sozialverhaltens), weil ein wesentlicher Teil ihrer Problematik die mangelnde Fähigkeit zur Selbststeuerung ist. Das heißt, dass es die professionelle Aufgabe der Mitarbeiter ist, mit den aggressiven Ausbrüchen umzugehen, da sie ein Teil der Indikation sind.
- Das unmittelbare Ziel der Krisenintervention ist die Verhinderung von Körperverletzung, das mittelbare oder langfristige ist es, die Patienten dazu zu befähigen, sich selbst besser zu steuern und auf die Auslöser nicht mit Körperverletzung oder deren Androhung zu reagieren.
- Dazu muss auch in Krisensituationen versucht werden, ein professionelles Verhältnis zu dem Patienten aufrecht zu erhalten, d. h. ihn respekt- und würdevoll zu behandeln, ohne die Sicherheitsaspekte aufzugeben. So kann der Patient die Erfahrung machen, dass er auch in Ausnahmesituationen »gut« behandelt wird.
- Dies erfordert von den Mitarbeitern eine hohe Fähigkeit zur Kontrolle der eigenen aggressiven Impulse und Ängste.
- Es geht für die Mitarbeiter nicht um »Siegen« oder »Verlieren«. Es geht nicht um das Kämpfen um Positionen (*Fischer, Uri & Patton*, 1997), möglicherweise getrieben von der Angst, das Gesicht zu verlieren. Es geht um die Verfolgung des Ziels: Körperverletzung vermeiden und eine krisenhafte Entwicklung zu einem guten Ende für alle Beteiligten zu bringen. Nicht, wer der »Sieger« in einer aggressiven Auseinandersetzung ist, ist der Maßstab für Professionalität, sondern wer in der Lage ist effektiv zu deeskalieren und zumindest Körperverletzung erfolgreich zu verhindern und dabei die Persönlichkeitsrechte und die Würde des Patienten – soweit wie in der jeweiligen Situation möglich – zu respektieren.

4 Lernen Sie sich selber kennen

Überblick

Aggressives Verhalten macht Angst, da wir befürchten, die Kontrolle über die Situation zu verlieren. Die Angst ist eine starke emotionale und körperliche Reaktion, die unsere Handlungsmöglichkeiten verengt, uns aber auch ein deutliches Signal sendet, vorsichtiger zu werden. In der professionellen Arbeit mit aggressivem Verhalten von Patienten ist es daher hilfreich, die eigenen Reaktionen, achtsam wahr zu nehmen, und sie zu akzeptieren.

Eine Angstreaktion ist durchaus sinnvoll. Sie lässt uns vorsichtiger werden und gibt uns das Signal, uns auf die Situation vorzubereiten. Zu einer professionellen Vorbereitung gehört, die eigene Stressreaktion soweit kontrollieren zu lernen, dass man in der jeweiligen Situation noch handlungsfähig bleibt. Dennoch gilt immer, der eigene Schutz ist die wichtigste Maßnahme, denn als Opfer können wir die Situation nicht mehr adäquat beeinflussen.

Denken Sie darüber nach!
- Wie erleben Sie Angst und wie gehen Sie mit ihr um?
- Wo haben Sie im beruflichen Alltag Angst erlebt?
- Welches Verhalten von Patienten/Bewohnern ärgert Sie?
- Wie gehen Sie mit Ihrem Ärger um?
- Woran erkennen Sie, dass Sie unter Stress stehen?
- Sind Sie von Ihrem Aussehen her darauf vorbereitet, mit Menschen zu arbeiten, die aggressiv werden können?
- Wie können Sie in solchen Situationen Ihre Selbstkontrolle bewahren oder zurückgewinnen?

4.1 Aggression macht Angst

Angst und Aggression sind Gefühle, die jeder Mensch schon erlebt hat. Sie beeinflussen unser Erleben und unser Tun – wie stark dieser Einfluss ist und wie er sich äußert, ist aber von Person zu Person unterschiedlich. Menschen unterscheiden sich darin, in welchen Situationen und in welcher Intensität sie Angst oder Aggression empfinden. Dieselbe Situation kann von einer Person als beängstigend erlebt werden, von einer anderen hingegen nicht.

Da Gefühle der Angst und Aggression unser Handeln stark beeinflussen können, ist es in der Arbeit mit psychisch Kranken besonders wichtig, die eigenen Ängste und Aggressionen wahrzunehmen und angemessen mit ihnen umzugehen.

4.1.1 Was ist Angst? Was macht Angst?

Angst ist immer eine Reaktion auf eine Situation, in der eine Gefahr erwartet wird – sei es eine wirkliche, real gegebene oder eine vorgestellte Gefahr.

Angst wird meist als unangenehm erlebt, geht oft mit einem Gefühl der Beklemmung und Befangenheit einher. Wir sind entsetzt, schockiert, erschreckt, innerlich aufgewühlt. Unser Körper reagiert entsprechend – unter anderem mit erhöhtem Herzschlag, schnellerer Atmung und Schwitzen. Diese physiologischen Reaktionen dienen dazu, alle Kraftreserven zu mobilisieren, um für eine Flucht oder einen Angriff gewappnet zu sein.

Mit der physiologischen Angstreaktion gehen Gedanken und Urteile einher. Dabei kann der Gedanke an unsere Hilflosigkeit die Intensität der Angstreaktion verstärken. In unserer Kultur gilt es als ein Zeichen von Schwäche, Angst zu haben. Angst hat aber auch ihre guten Seiten: Sie ist ein Schutzmechanismus, der uns hilft, auf Gefahren unmittelbar zu reagieren und Bedrohungen gegenüber achtsam zu sein.

Im beruflichen Alltag mit psychiatrischen Patienten/Bewohnern umfasst Angst zum einen die Angst vor dem Patienten/Bewohner und zum andern die Angst im Umgang mit ihm (*Utz, 1993*). Die Angst *vor* dem Patienten/Bewohner ist häufig die Angst vor seiner Aggression, also z. B. die Angst, von Patienten/Bewohnern abgewertet oder verletzt zu werden. Angst *im* Kontakt mit Patienten/Bewohnern kann durch Hilflosigkeit im Umgang mit ihnen erzeugt werden, z. B. wenn sich Patienten/Bewohner aggressiv oder gewalttätig verhalten. Sie kann aber auch die Angst vor der eigenen Aggression sein, die im Umgang mit Patienten/Bewohnern freigelegt werden könnte. Angst vor Patienten/Bewohner oder im Umgang mit ihnen hat wohl jeder in der Pflege Tätige schon einmal erlebt. Es ist daher unrealistisch, zu fordern, man solle keine Angst haben (*Utz, 1993*).

Für die Arbeit mit psychisch kranken Menschen ist sogar von besonderer Bedeutung, die eigene Angst wahrzunehmen. Es besteht nämlich die Gefahr, auf Angst mit einem aggressiven Impuls zu reagieren. Aggressive Impulse, die im Zusammenhang mit einem Bedrohungsgefühl entstehen, sind auch eine Form der Angstverarbeitung (*Weingarten & Willms, 1978*). Allerdings ist diese Form der Angstverarbeitung für die professionelle Situation mit dem Patienten oder Bewohner nicht unbedingt hilfreich.

Wie kann aus einer Angst Aggression entstehen? Um die Bedrohung des Selbst abzuwehren, wird sie in das Ausüben von Macht verkehrt. Um im Berufsalltag die eigene Angst konstruktiv nutzen zu können, ist es daher von großer Bedeutung, sie bewusst wahrzunehmen und sie als eigenes Gefühl, das jetzt in der erlebten Situation durchaus seine Berechtigung hat, anzuerkennen.

Nicht nur die eigene Angst, auch eigenen aggressiven Gefühle, mit denen man vielleicht zur Arbeit kommt oder die sich im Kontakt mit Patienten, Bewohnern und Kollegen aufbauen, sollten wahrgenommen und als wichtige Hinweise beachtet werden. Nur wenn die eigenen Gefühle angenommen und thematisiert werden, können adäquate Lösungen gefunden werden.

Selbstreflexion:
- Wie erleben Sie Angst?
  - emotional (eigene Gefühle)
  - kognitiv (eigene Gedanken)
  - vegetativ (körperliches Empfinden)
- Wie haben Sie in der Vergangenheit Angstsituationen bewältigt?
- In welchen Situationen haben Sie in Ihrem beruflichen Alltag Angst erlebt?
- Wie hat Angst Ihr Verhalten im beruflichen Alltag beeinflusst?

Jeder Mensch hat die Fähigkeit zu aggressivem Verhalten. Die im Folgenden dargestellten Fragen stammen aus dem *»Fragebogen zur Erfassung von Aggressivitätsfaktoren«* (*Hampel & Selg,* 1975). Kreuzen Sie bitte das für Sie Zutreffende an.

Frage	Ja	Nein
Ich verliere schnell meine Beherrschung.	❏	❏
Ich kann so wütend werden, dass ich z. B. Geschirr zerschlage.	❏	❏
Es macht mir offen gestanden manchmal Spaß, andere zu quälen.	❏	❏
Wenn mir jemand Unrecht getan hat, wünsche ich ihm eine gesalzene Strafe.	❏	❏
Bei Leuten, die etwas freundlicher sind, als ich es erwarte, bin ich auf der Hut.	❏	❏
Wenn ich Zuflucht zu körperlicher Gewalt nehmen muss, um meine Recht zu verteidigen, so tue ich es.	❏	❏
Zwischen anderen und mir gibt es oft Meinungsverschiedenheiten.	❏	❏
Es macht mir Spaß, anderen Fehler nachzuweisen.	❏	❏
Gelegentlich kann ich einen Drang, anderen weh zu tun, nicht beherrschen.	❏	❏
Wenn man mich anschreit, schreie ich zurück.	❏	❏
Ich bin leicht aus der Ruhe gebracht, wenn ich angegriffen werde.	❏	❏
Ich mache mich gern über andere Leute lustig.	❏	❏
Manchmal macht es mir Freude, Menschen zu verletzen, die ich liebe.	❏	❏
Ich verbreite manchmal Klatsch über Leute, die ich nicht leiden kann.	❏	❏
Ich neige dazu, bei Auseinandersetzungen lauter zu sprechen als sonst.	❏	❏

Beantworten Sie bitte auch folgende Fragen:

Selbstreflexion:
- In welchen Situationen sind Sie in der Vergangenheit aggressiv geworden?
- Wie hat sich Ihre Aggression geäußert?
  - emotional (eigene Gefühle)
  - kognitiv (eigene Gedanken)
  - vegetativ (körperliches Empfinden)
- Wie sind Sie in der Vergangenheit mit Ihrer Aggression umgegangen?
- Welches Verhalten ärgert Sie an Patienten/Bewohnern?
- Wie hat Ihr Ärger Ihren Umgang mit Patienten/Bewohnern beeinflusst?
- Wie fühlen Sie sich, wenn Sie Macht haben?
- Wie fühlen Sie sich, wenn Sie hilflos sind?

4.2   Sich vorbereiten

Denken Sie darüber nach!
- Sind Sie von ihrer Kleidung darauf vorbereitet, mit Menschen zu arbeiten, die aggressives Verhalten zeigen können?
- Sind Sie sich der Wirkung ihrer Kleidung auf die Patienten/Bewohner bewusst?

4.2.1 Kleidung muss der Arbeit angemessen sein

»Ich lass mir doch nicht sagen, was ich anziehen soll!« Aber es gibt Berufsgruppen mit zweckmäßiger Kleidungsvorschrift: Bauarbeiter tragen einen Helm, Straßenbauarbeiter Leuchtjacken, Bankangestellte eine Krawatte (wozu eigentlich?). Auch beim Umgang mit möglicherweise aggressiven Patienten/Bewohnern ist eine angemessene, sprich »professionelle« Kleidung sinnvoll (*Papenberg, 2007*). Eine angemessene Kleidung kann beispielsweise das Verletzungsrisiko senken. Kleidung transportiert aber auch eine Botschaft.

Sind Sie sich der Botschaft ihrer Kleidung bewusst? Wie wird ein psychotischer Patient/Bewohner diese Botschaft entschlüsseln? Welche Wirkung hat Ihre Kleidung im Umgang mit psychisch kranken Patienten/Bewohnern? Trägt diese Wirkung zu Ihrer Sicherheit bei?

Angemessene Kleidung berücksichtigt,
- dass Sie sich ungehindert bewegen können;
- dass Sie nicht provozieren (Was bewirkt die Aufschrift »Polizei« auf Ihrem T-Shirt?) und
- dass Sie nicht aufreizend wirken (auch wenn Ihr Bauchnabelpiercing besonders schön ist!)

Schuhe sollten fest am Fuß sitzen, rutschsicher sein und eine große Auftrittsfläche haben. Nur so können Sie sich schnell bewegen oder kommen nicht so leicht aus dem Gleichgewicht (z. B. durch Schubsen oder beim Sprung zur Seite). Schmuck, lange offene Haare oder Halstücher bergen das Risiko, dass daran gezogen wird. Massive Verletzungen, etwa durch einen ausgerissenen Ohrring, können die Folge sein. Ein Halstuch oder Schal kann bei einem Angriff von hinten zur tödlichen Würge-Falle werden.

Wertvolle Kleidung, die etwa teuer war oder ein Erinnerungsstück darstellt, kann bei Beschädigung in einer Gewaltsituation Emotionen wie Ärger oder gar Wut bei Ihnen auslösen. Solche Emotionen werden Ihr Verhalten in einer Gewaltsituation, die Sie professionell deeskalierend handhaben möchten, eventuell negativ beeinflussen.

Merke!
Eine professionelle Vorbereitung auf die Arbeit bedeutet, sich so zu kleiden, dass Ihre Sicherheit gewährleistet ist.

Übung zum Selbstbild/Fremdbild – Risikoeinschätzung der eigenen Kleidung (Papenberg, 2007)
Betrachten Sie sich von Kopf bis Fuß. Beurteilen Sie Ihre Kleidung daraufhin, welches Risiko diese in einer Gewaltsituation für Sie oder andere bedeuten würde.
1. Schätzen Sie sich zuerst selbst ein. Machen Sie sich Stichpunkte dazu.
2. Suchen Sie sich einen Partner und beurteilen Sie diesen. Bitte sprechen Sie dabei nicht: Machen Sie dazu entsprechende Anmerkungen zu Ihren eigenen Stichpunkten. Ihr Partner schätzt sie ein.
3. Vergleichen und diskutieren Sie mit Ihrem Partner ihre Ergebnisse.

▶

Welche Risiken sehen Sie bei
- Haaren, Brille, Hals (Schal, Krawatte, Kette o. Ä.)
- Schmuck, Ringen, Uhr, Armkettchen, Piercings
- Kleidung
- Füßen und Schuhen
- Arbeitsmitteln (Kuli, Namensschild, Schlüssel, …)
- Ihrer emotionalen Betroffenheit: Würde es Ihnen etwas ausmachen, wenn Ihre Kleidung beschädigt würde?

Für wie bedeutsam schätzen Sie die Risiken ein? Als ein geringes, mittleres oder gar hohes Risiko?

4.3 Selbstkontrolle und Selbstbeherrschung

Definition:
Selbstkontrolle ist die Kraft und Fähigkeit, durch vernünftig-sittlichen Willen das eigene Denken, Handeln und Fühlen zu gestalten.

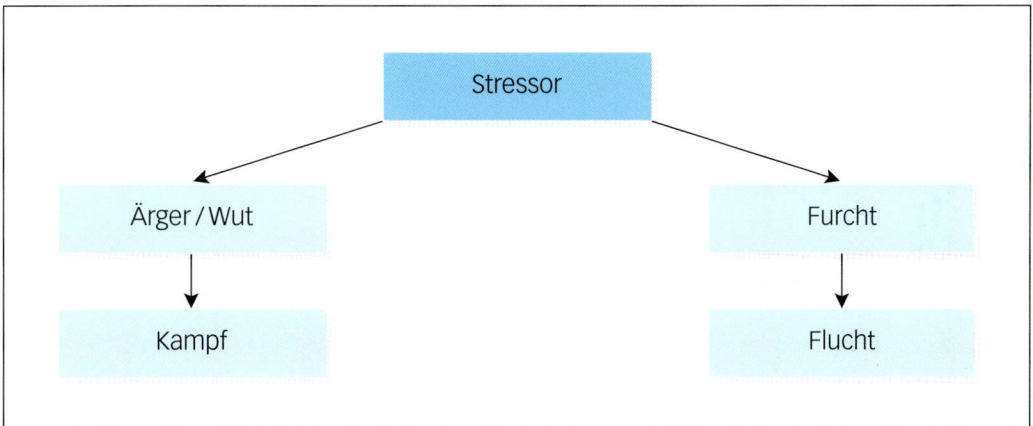

Abb. 2: Typische Reaktionen auf Stressoren.

Kennzeichnend für angespannte Situationen ist, dass für eine Person zwei Verhaltensmöglichkeiten im Widerspruch zueinander stehen. Für den Bereich der Aggression und Gewalt ist es die Tendenz wegzulaufen (Flucht) oder sich der Situation zu stellen (Kampf). Man kann dies auch positiver formulieren: für die eigene Sicherheit zu sorgen oder zu versuchen, die Situation zu beherrschen.

Von Selbstkontrolle spricht man dann, wenn eine Person eine Verhaltensweise zeigt (z.B. ruhiges Reden in angespannten Situationen), die nicht ihrer sonst üblichen Reaktionsweise entspricht. Selbstkontrolle ist damit eine kontrollierte Reaktion.

Wenn Sie durch Gewalt (Stressor) bedroht werden, so reagiert ihr Körper mit Stress. Nach einer Schrecksekunde kommt es zu einer Aktivierung des Körpers und der Sinne. Es ist eine körperliche Anspannung zu spüren, die Atmung wird schneller, ebenso der Herzschlag. Tendenziell neigen Menschen in solchen Situationen zu zwei möglichen Reaktionen: Kampf oder Flucht. Die Forschung beschäftigt sich mit dieser auftretenden psychisch-physischen Anpassungs- und Schutzreaktionen unter dem Begriff »Allgemeines Anpassungssyndrom« (vgl. *Selye,* 1957).

In der ersten Stress-Phase stellt sich der gesamte Organismus spontan (ohne bewusste Entscheidung) auf eine neue Situation mit den beiden Optionen »Flucht« oder »Kampf« ein. Ein Alarmsignal aus dem Gehirn setzt einen Adrenalinausstoß frei, der durch den Blutstrom rast und das übliche Körpergeschehen völlig auf den Kopf stellt.

Im Zuge dieser, durch das autonome vegetative Nervensystem gesteuerten, Veränderung kommt es zu folgenden körperlichen Reaktionen, die Sie selbst bei einem gewalttätigen Vorfall spüren können:
- Beschleunigung von Herzschlag, Puls und Atmung,
- Erhöhung des Blutdrucks,
- Senkung des Hautwiderstandes und
- Anspannung der Muskeln.

Die Aufmerksamkeit konzentriert sich auf den Stressor, und das Gedächtnis sucht nach geeigneten Verhaltensweisen für die Bearbeitung der neuen Aufgabe. In einer gewalttätigen Situation ist es notwendig und hilfreich, einen »ruhigen Kopf« zu bewahren, also die **Selbstkontrolle aufrecht zu erhalten.**

Professionelle Einstellung: Versuchen Sie das aggressive Verhalten nicht gleich persönlich zu nehmen, sondern bewahren Sie sich einen ruhigen Blick. Wenn Sie sich persönlich betroffen, sich in ihrem Selbstwert angegriffen fühlen, werden sie unter Umständen von Ihren Gefühlen (wie z.B. Angst, Empörung, Kränkung, Ärger) überwältigt. Suchen Sie rechtzeitig nach Hilfe und versuchen Sie nicht, den Helden zu spielen.

Was können Sie tun, um in einer solchen Stressreaktion ruhig zu bleiben?

Machen Sie sich die eben beschriebene physiologische Kampf-Flucht-Reaktion bewusst und achten Sie auf ihre körperlichen Reaktionen. Versuchen Sie, diese Reaktionen zu kontrollieren, z.B. indem Sie bewusst ein paar Mal tief durchatmen. Setzten Sie sich aber auch keiner unnötigen Gefährdung aus. Ihr Körper signalisiert Ihnen nicht ohne Grund, dass Sie vorsichtig sein müssen.

4.3.1 Lernen Sie sich selbst kennen

Wenn Sie Ihr Verhalten in einer kritischen Situation beeinflussen wollen, und das unter der Erschwernis, dass sich Ihr Denken und Fühlen stressbedingt verändern, dann müssen Sie Ihre individuellen Reaktionen kennen. Sie müssen wissen, jetzt ist es so weit: »*Ich stehe unter Strom!*« oder: »*Jetzt zeig ich es ihm aber!*« oder: »*Hilfe, was soll ich tun?*«

Sie müssen jetzt Ihre Signale: »Achtung Kontrollverlust!« erkennen. Jetzt ist eine professionelle Reaktion notwendig, ein Plan um »auszusteigen«.

Fragen Sie sich selbst:
- Woran erkennen Sie selbst bei sich, dass Sie unter Stress stehen, wenn sie angegriffen werden?
- Wie weit würden Sie gehen, wenn Sie »den Kopf« verlieren?
- Würden Sie zu Angriff oder Flucht tendieren?

Jeder hat ihm selbst unbekannte/unbewusste Verhaltensweisen. Dies gilt natürlich auch in Stresssituationen. Es könnte sich dabei auch um Verhaltensweisen handeln, die Gewaltsituationen verschlimmern können, da der Patient/Bewohner darauf reagiert.

Beispiele:
- Mimik: böser Blick, Patienten mit Augen fixieren, lächeln …
- Gestik: schnelle Handbewegungen, mit den Fingern auf dem Tisch trommeln während ich jemanden beruhigen will, verschränkte Arme, Ärmel hochkrempeln …
- Sprachlich: Ironie, hohe Lautstärke …
- Haut: rote Flecken am Hals …

Denken Sie darüber nach!
- Welche Rückmeldungen haben Sie von anderen Personen (Freunde, Kollegen) zu Ihrem Verhalten in Stresssituationen bisher erhalten?
- Haben Sie schon einmal selbst eine Rückmeldung dazu eingefordert?

Tabelle 2: Ihr Erleben einer Stresssituation (*Papenberg*, 2007).

	Welche Erfahrungen haben Sie gemacht, wenn Sie angegriffen wurden? Was veränderte sich? Was spürten Sie?
Atmen (z.B. Atemrhythmus, -tiefe)	
Sehen	
Sprechen (z.B. Veränderung der Stimme)	
Fühlen	
Denken	
Wahrnehmen (z.B. Zeit, Raum)	
Bewegen (z.B. zittern, weiche Knie, wie gelähmt)	

Stellen Sie sich eine erlebte Gewaltsituation, oder falls nicht erlebt, eine andere eindrucksvolle Stresssituation wie einen Unfall, Vortrag vor einer großen Menschenmenge oder eine Prüfung vor und beschreiben Sie Ihre eigenen Erfahrungen.

Zu welchen Symptomen kommt es bei Ihnen, wenn Sie angegriffen werden? Was verändert sich bei Ihnen? Was spüren Sie in einer Stresssituation?

Das Kennen der **eigenen Grenzen** in Konfliktsituationen ist die Voraussetzung, um bewusst damit umgehen zu können.

Denken Sie über Ihre Phantasien oder Ihre Erfahrungen nach (keine Extremsituationen, wie z. B. die Entführung Ihrer Tochter, sondern eine Reihe von Stressoren, die zusammen kommen, wie etwa: wenig Schlaf, Ärger mit Partnerin, Beule im Auto, kein Parkplatz und jetzt wird auf Station ein Patient aggressiv gegen Sie).

Selbstreflexion:
- Was denken Sie, wozu Sie tendieren, wenn Sie die Selbstkontrolle verlieren?
- Wenn Sie die Selbstkontrolle verlieren würden und überreagieren: Was würden Sie tun? Bsp.: zurückschlagen, »jetzt zeig ich's dir!«, schreien …
- Wenn Sie die Selbstkontrolle verlieren würden und unterreagieren: Was würden Sie tun? Bsp.: Eine Situation laufen lassen, wegschauen …

4.3.2 Selbstbeherrschung lernen – Der Selbstkontrollplan

Nicht Ihre Wut oder Ihr Ärger sind das Problem, sondern das sich daraus möglicherweise ergebende destruktive aggressive **Verhalten**. Um dies zu kontrollieren, sollen Sie:
a) affektive Komponenten physischer Entspannung mit
b) kognitiven Strategien der Selbstinstruktion verbinden.

In der Literatur werden die unterschiedlichsten Vorschläge gemacht, wie etwa: hole dreimal tief Luft, atme langsam und tief, zähle langsam rückwärts, denke an etwas Schönes, sage: »Beruhige dich« zu dir selbst, stelle mehr körperliche Distanz zum Konfliktpartner her …

Merke!
Sich beruhigen – den Überblick behalten und erst handeln, wenn der erste Impuls zu spontaner, vielleicht emotionaler oder unüberlegter Reaktion vorbei ist.

Sie haben nun Ihre eigenen Vorstellungen, wie Sie in einer Stress- bzw. Konfliktsituation reagieren, aktualisiert. Nun geht es darum, Ihren persönlichen Notfallplan zu erstellen, mit dem Sie Ihr Verhalten in einer Konfliktsituation in professionell akzeptablen Grenzen halten können. Berücksichtigen Sie dabei Ihre Symptome, die Sie bei der Selbsteinschätzung beschrieben haben.

Was hilft Ihnen in einer Krisensituation um »runter zu kommen«?

Erstellen Sie sich einen konkreten Notfallplan. Er soll nur zwei oder drei Punkte kurz und klar aufführen, die Sie ihn in einer Krisensituation erinnern müssen und anwenden wollen.

Was würde Ihnen helfen?

Mein Notfallplan Aufrechterhaltung der Selbstkontrolle
1.
2.
3.

In ihrem persönlichen Notfallplan sollten Sie sich notieren, was Ihnen hilft, Ihre Selbstkontrolle in Stresssituationen zu bewahren. Wenn Sie zum Beispiel festgestellt haben, dass Sie in Stresssituationen zu einer oberflächlichen und schnellen Atmung neigen, sich ein dumpfes Gefühl in Ihrem Bauch einstellt und Sie Gefahr laufen, den Kontakt zu Ihren Körperempfindungen zu verlieren, dann können Sie Ihre Atmung kontrollieren, indem Sie die flache Hand auf Ihren Bauch legen und sich damit Ihrer Atmung vergewissern. Achten Sie darauf, dass Sie tief Luft holen. Oder achten Sie darauf, dass Sie die Luft langsam und kontrolliert ausatmen. Sie können damit erfahren, dass Sie Ihre Stressreaktionen kontrollieren können. Das Kontrollverhalten kann individuell sehr unterschiedlich sein:

- »Denk an eine Blumenwiese«
- »Ich bin professionell«
- »Denke nach – Du darfst«
- »Achte auf einen festen Stand«
- »Ich achte auf meine Sicherheit und bin damit sicher«
- Positive Seiten beim Patienten/Bewohner suchen
- »Zähle von 21 auf 0«
- Drei Schritte zur Seite gehen – Jetzt sieht es anders aus
- »Angst darf sein«
- Telefon in die Hand
- »Mutter«
- »Goldblume«
- -...

Es gibt unendlich viele Möglichkeiten sich zu kontrollieren, dabei dürfen Sie auch zunächst abwegig erscheinende Hilfen auswählen. Entscheidend ist hierbei nicht die Art der Notfallhilfe, sondern deren Wirksamkeit. Dabei können Ihnen Ihre Reaktionen auf Stresssituationen wichtige Hinweise geben, wo Sie ansetzen können.

Merke!
Es ist nicht wichtig, was man tut, sondern dass man etwas tut, um aus der Eskalationsspirale auszusteigen.

4.3.3 Wenn alles vorbei ist

Denken Sie später noch einmal über die Krisensituation nach. Sprechen Sie mit Ihren Kollegen den Vorfall noch einmal durch. Was ist passiert? Vermeiden Sie dabei Bewertungen.

Denken Sie darüber nach:
- Warum haben Sie sich so heftig geärgert, wurden wütend?
- Wie war der Verlauf aus Ihrer – aus anderer – Sicht?
- Was haben Sie gefühlt? Welche Bedürfnisse von Ihnen wurden nicht berücksichtigt?
- Was hat funktioniert? (z. B. Notfallplan zur Selbstkontrolle)
- Was hat nicht funktioniert?
- Was würden Sie beim nächsten Mal anders machen?
- Können Sie mit sich zufrieden sein?

Im Folgenden soll anhand eines kurzen Beispiels der Umgang mit Stresssituationen infolge von Aggression und Gewalt beschrieben werden:

Carla Schuster arbeitet auf einer »beschützten Station« in einem Altenheim. Frau Matthes ist eine 87-jährige Bewohnerin, die seit sechs Jahren im Heim wohnt. Frau Matthes hat eine fortgeschrittene Demenz und ist immer wieder sehr gereizt und fordernd. Sie schreit dann laut und beschimpft die Pflegenden. Obwohl Carla ihr liebevoll und freundlich begegnet, wird sie von Frau Matthes beschimpft.

Carla notiert in ihrer Selbsteinschätzung, dass sie auf das Verhalten von Frau Matthes mit einem Kloß im Hals reagiert, sie erlebt sich als gelähmt und fühlt »Enttäuschung«, aber auch »Ärger«. In ihrem Notfallplan überlegt sich Carla, in Zukunft in solchen Situationen mit Frau Matthes sich deren positiven Seiten in das Gedächtnis zu rufen, außerdem möchte sich Carla dazu auffordern, sich selbst zu bewegen, um damit ihrer Lähmung zu entgehen. Zusätzlich möchte sie mit ihren Kollegen über das Verhalten von Frau Matthes sprechen.

Dabei erfährt sie, dass es ihnen ganz ähnlich mit den Wutausbrüchen von Frau Matthes geht. Es erleichtert Carla zunächst einmal, dass es ihren Kollegen ganz ähnlich geht. Zusammen beschließen sie, sich die Biografie von Frau Matthes nochmals genauer anzuschauen. In einer Fallbesprechung entdecken sie, dass Frau Matthes immer sehr selbstständig war und ein eigenes Geschäft leitete. Sie musste in ihrem Leben viel durchsetzen und hatte immer eine leitende Position.

Damit wird ihnen das Verhalten von Frau Matthes nochmals verständlicher. Frau Matthes erlebt den Aufenthalt im Heim offenbar als sehr große Einschränkung ihrer Autonomie, fühlt sich aber aufgrund ihrer Demenz oft auch überfordert und reagiert darauf mit einem ihr vertrauten Rollenmuster. In Zukunft wollen die Pflegenden darauf achten, dass Frau Matthes sich autonomer erlebt und im Rahmen ihrer Möglichkeiten Entscheidungen fällen kann, die Situationen aber trotzdem für sie überschaubar und handhabbar bleiben.

Für Carla sind die Beschimpfungen durch die Lebensgeschichte von Frau Matthes inzwischen auch nachvollziehbarer, so dass sie diese nicht mehr so verletzend erlebt. Gleichwohl hat sie sich vorgenommen, Frau Matthes in Zukunft je nach Situation in einem sachlichen Ton eine klare Grenze zu setzen, was sie sich nicht mehr sagen lassen möchte. Carla wird auch versuchen, Frau Matthes abzulenken, indem sie sie auf ihr früheres Leben als Geschäftsfrau anspricht: »Wie war das früher in Ihrem Geschäft? Hatte Sie viel Ärger mit Ihren Angestellten?«

4.4 Kein Opfer werden

4.4.1 Wer wird angegriffen?

Zur Frage der **Geschlechterverteilung** als Opfer bei Patientenübergriffen stellt *Richter* (1999) fest, dass Männer leicht häufiger (+6 %) von Übergriffen betroffen sind. In Bezug auf das **Alter** der betroffenen Mitarbeiter sieht er die jüngeren Mitarbeiter mit einem deutlich höheren Risiko behaftet als ältere. Selbst die Gruppe der 25- bis 34-jährigen Mitarbeiter hat noch ein erhöhtes Risiko.

Die Jahre der **Berufserfahrung** in der Pflege haben möglicherweise auch etwas mit dem Risiko eines Übergriffs zu tun. In der Tendenz haben berufsunerfahrenere Mitarbeiter ein höheres Risiko, erst nach sechs Jahren sinkt ihr Anteil an den Opfern deutlich.

Im bisher umfassendsten Überblick über Gewalt an Sozialarbeitern kam *Rowett* (1998) zu dem Ergebnis, dass die Berufskollegen der vom Übergriff betroffenen Mitarbeiter die Meinung vertraten, diese seien provokativ, inkompetent, autoritär und unerfahren, außerdem seien sie fordernder, weniger flexibel und weniger fähig, potenziell gefährliche Situationen wahrzunehmen.

Dabei teilten die angegriffenen Mitarbeiter diese Annahmen über Merkmale, die die Opfer als typisch feststellten, auch selbst. Wichtig ist es zu betonen, dass keine dieser Überzeugungen durch Fakten untermauert wurden.

Denken Sie darüber nach:
Wir möchten mit Ihnen eine Übung machen, bei der Sie einschätzen sollen, welche Eigenschaften Mitarbeiter in der Pflege aufweisen, die von Patienten/Bewohnern angegriffen werden.

Bitte seien Sie ehrlich zu sich! Wir alle tragen Vorstellungen mit uns herum über die Eigenschaften jener Mitarbeiter, die angegriffen werden.

▶

Schätzen Sie Mitarbeiter ein, die von Patienten/Bewohnern angegriffen werden. In welchem Maß treffen die folgenden Eigenschaften auf diese zu?

Merkmale der Opfer	sehr	ziemlich	nicht sehr	überhaupt nicht
Liberal	❏	❏	❏	❏
Autoritär	❏	❏	❏	❏
Freundlich	❏	❏	❏	❏
Provokativ	❏	❏	❏	❏
Verständnisvoll	❏	❏	❏	❏
Körperlich stark	❏	❏	❏	❏
Erfahren	❏	❏	❏	❏
Risikofreudig	❏	❏	❏	❏
Kompetent	❏	❏	❏	❏
Ängstlich/unsicher	❏	❏	❏	❏
Weiblich	❏	❏	❏	❏
Männlich	❏	❏	❏	❏

Deutlich ist, wie vernichtend negativ die Vorurteile sind und wie sie erwartungsgemäß die Art beeinflussen, wie die Opfer ihre Gewalterfahrung bewältigen. Damit lässt sich auch zum Teil erklären, dass so viele Zwischenfälle gar nicht angezeigt werden (man geht von 60 % aus). Es macht auch deutlich, dass Vorgesetzte betroffene Mitarbeiter unterstützen sollten und diese nicht als Urheber ihres eigenen Problems ansehen.

Zusammenfassend lässt sich sagen: Deutlich wurde, dass es Stereotype (Vorurteile) über Praktiker gibt, die Opfer von Angriffen wurden. Es gibt jedoch keine Beweise für deren Wahrheitsgehalt. Die Vorurteile sind deshalb irreführend und kontraproduktiv.

5   Handeln Sie frühzeitig

Überblick

Ziel eines professionellen Umgangs mit aggressivem und gewalttätigem Verhalten ist, das Verhalten möglichst frühzeitig zu beeinflussen. Wie aus dem vorigen Kapitel deutlich wurde, führt aggressives Verhalten zu starken Emotionen, die die eigenen Handlungsmöglichkeiten sowohl des Aggressors als auch des Betroffenen immer mehr einengen. Die Autoren plädieren daher für eine möglichst frühzeitige Intervention, denn zu einem frühen Zeitpunkt stehen noch deutlich mehr Möglichkeiten zur Aggressionshandhabung zur Verfügung.

Eine frühzeitige Prävention beginnt mit einer systematischen Gefahrenanalyse und Einschätzung des Patienten bezüglich eines möglichen aggressiven Verhaltens. Dazu gibt es inzwischen mit der Brøset-Gewalt-Checkliste ein bewährtes und valides Instrument.

Professionelle Interventionen sollten, wenn immer möglich, gemeinsam im Team entwickelt werden. Von zentraler Bedeutung ist dabei eine professionelle Beziehung zum potenziellen Aggressor aufzubauen, um dessen Bedürfnisse möglichst früh zu erkennen und mit ihm Alternativen zu aggressivem Verhalten zu entwickeln.

5.1   Grundhaltung des Teams zu Angst und Aggression

Denken Sie darüber nach:
- Aggression – verstehen alle dasselbe darunter?
- Inwieweit werden verbale und nonverbale Aggressionen auf Ihrer Station toleriert?
- Gibt es in Ihrem Team klare Regelungen dazu, wie auf das Verhalten von aggressiven Patienten/Bewohnern reagiert werden sollte?
- Können Sie in Ihrem Team über Gefühle wie Angst und Aggression offen sprechen? Gibt es einen Rahmen dafür?

Hinter dem Umgang mit dem Verhalten von aggressiven Patienten/Bewohnern sollte eine Haltung stehen, die bedächtig ist und dennoch klare Grenzen setzt.

Wichtig ist dabei, Aggression nicht einfach hinzunehmen, sondern eine Kultur des konstruktiven Umgangs mit Konflikten zu entwickeln bzw. zu ermöglichen. Dazu gehört, dass im Team Einigkeit darüber besteht, welches Patienten/Bewohnerverhalten akzeptiert werden kann und welches nicht.

Die Konsequenzen, die auf inakzeptables Verhalten von Patienten/Bewohnern folgen, sollten allen Teammitgliedern bekannt sein. Hat ein Team Beschlüsse gefasst, so sollten diese von allen Teammitgliedern gemeinsam getragen werden.

Im Team sollte eine einheitliche und möglichst eingespielte Reaktion auf aggressives Patientenverhalten bestehen.

In Fallbesprechungen und/oder Supervisionen sollte es für Gefühle von Angst und Aggression gegenüber Patienten/Bewohnern Raum geben. Ängste und Aggressionen, die nicht angesprochen oder einfach wegdiskutiert werden, lassen sich schwer bewältigen. Tabuisierte Angst hat negative Auswirkungen auf den Einzelnen und das Team, mit negativen Auswirkungen auf die Behandlung der Patienten/Bewohner. Angst kann, um abgewehrt zu werden, in ihr Gegenteil verkehrt werden, nämlich in das Ausüben von Macht (*Utz,* 1993).

Angst und Machtausübung auf Seiten des Teams oder einzelner Teammitglieder führt dann unter Umständen dazu, dass das Klima im Team spannungsreicher wird. Dies wiederum kann sich negativ auf den Umgang mit Patienten/Bewohnern auswirken. Ist jemand aus dem Team von Patienten/Bewohnern angegriffen oder verletzt worden, braucht diese Person Kollegen, die für Gefühle wie Verzweiflung, Angst und Wut offen sind und sich verständnisvoll anhören, wie die betroffene Person empfindet.

Jemandem nach einem körperlichen Angriff lediglich zur Erholung »dienstfrei« zu geben, kann auch als Wegschieben und Alleingelassenwerden erlebt werden (*Sturm,* 2001).

Denken Sie darüber nach:
- Beschreiben Sie, welche Regelungen Sie in Ihrem Team zum Umgang mit aggressiven Patienten haben.
- Beschreiben Sie, welche Uneinigkeiten in Ihrem Team bestehen und wie diese den Umgang mit aggressiven Patienten bestimmen.
- Welche Teamkultur in Bezug auf den Umgang mit aggressiven Patienten wünschen Sie sich?
- Haben Sie die Möglichkeit, in Ihrem Team offen über ihre Ängste und Aggressionen zu sprechen?
- Mit wem sprechen Sie, wenn Sie Angst haben? Was würde geschehen, wenn Sie im Team über Ihre Ängste berichten würden?
- Wenn Sie von einem Patienten verletzt wurden – seelisch oder körperlich – wie verhalten Sie sich? Mit wem können Sie über diese Verletzungen sprechen?
- Welche Teamkultur in Bezug auf den Umgang miteinander wünschen Sie sich?

5.2 Frühe Handlungsmöglichkeiten kennen

5.2.1 Welche Möglichkeiten zur Vorbeugung gegen aggressive Übergriffe haben Sie?

Je früher die Gewaltprävention einsetzt, desto effektiver ist sie. Dennoch muss man davon ausgehen, dass selbst mit den besten Strategien nicht jede möglicherweise gefahrvolle Situation entschärft werden kann.

Grundsätzlich kann eine Gewaltprävention auf verschiedenen Ebenen erfolgen:

Tabelle 3: Übersicht über die Interventionsmöglichkeiten.

Makroebene

- Raumgestaltung (Licht, Farben, Fluchtmöglichkeiten)
- Stationsmilieu (Konfliktprävention, Klarheit, Förderung der Gruppenkohäsion)
- Schulungsangebote
- Verfahren zur Gefährdungsbeurteilung
- Leitlinien
- Nachsorge für traumatisierte Mitarbeiter
- Unterstützung durch Vorgesetzte

Mikroebene

- Entspannende Kommunikation
- Deeskalationstechniken
- Körperliche Schutz- und Fluchttechniken
- Kenntnis der Frühwarnzeichen

5.2.2   Frühwarnzeichen erkennen

In helfenden Berufen kann die Risikoeinschätzung, wann sich eine Person von **potenziell** gewalttätig zu **wirklich** gewalttätig entwickelt, lebensnotwendig sein.

Wenn Sie in der Lage sind, Aggression vorherzusagen, können Sie besser mit ihr umgehen. Aktuell zu erkennen, wann die Wahrscheinlichkeit für Gewalt steigt, ist die Voraussetzung, um deeskalierend einzuwirken oder um Schutzmaßnahmen ergreifen zu können. Gesundheits- und Altenpflegeeinrichtungen ohne Gewalt wird es auch in Zukunft nicht geben, eine Vorhersage von Gewalthandlungen für bestimmte Patienten/Bewohner bleibt unsicher, da Gewaltverhalten komplexe Bedingungsfaktoren aufweist.

Besonders gewaltgefährdet sind geschlossene Stationen und Patienten/Bewohner in der ersten Zeit nach Aufnahme. Die meisten gewalttätigen Übergriffe ereignen sich während des Tages, dabei geht oft ein Konflikt zwischen Mitarbeiter und Patient/Bewohner voraus (*Richter & Berger,* 2001)

Bei schizophren erkrankten Patienten/Bewohnern besteht ein etwa 5-fach erhöhtes Gewaltrisiko, ähnliches gilt für Patienten/Bewohner mit Intelligenzminderung. Aber auch Patienten/Bewohner mit Substanzmittelmissbrauch, insbesondere bei Alkohol bzw. Komorbidität mit Psychosen und Persönlichkeitsstörungen, sowie Patienten/Bewohner mit hirnorganischen Störungen haben ein deutlich erhöhtes Risiko. Hierbei scheint auch eine ausgeprägte psychopathologische Symptomatik eher gewaltbegünstigend zu sein.

Bedeutend ist auch die Vorgeschichte eines Patienten/Bewohners, denn von Menschen, die in ihrem Leben bereits gewalttätig geworden sind geht ein erhöhtes Risiko aus (*Steinert,* 2002).

Einer Gewaltsituation geht in aller Regel ein Konflikt zwischen dem aggressiven Patienten/ Bewohner mit einer anderen Person (Mitarbeiter, Patient u. a.) voraus. Für die kurzfristige (unmittelbar drohende) Vorhersage von gewalttätigen Übergriffen lassen sich aus der Literatur (vgl. *Steinert,* 1995; *Lanza et al.,* 1988; *Breakwell,* 1998; *Richter,* 1999) einige Anzeichen, die auf eine erhöhte Gewaltbereitschaft hinweisen können, entnehmen:

- Feindselige Grundstimmung mit Zeichen von Wut oder Angst (z.B. Schimpfen, Drohen)
- Zeichen ungewöhnlicher Aufregung oder Passivität (z.B. gesteigerte Tonhöhe und Lautstärke, starrer Blickkontakt)
- Psychomotorische Erregung oder Anspannung (die körperliche Aktivität ist mit der sicherste Indikator für eine folgende Aggression)
- Gewalttätige Gestik, geringere Körperdistanz oder Sachbeschädigungen
- Auflösung des gewohnten Musters nonverbaler Kommunikation
- Rasche Stimmungsschwankungen
- Übersensible Reaktion auf Kontaktangebote oder Kritik
- Erhöhtes Gewaltrisiko am Tag der Aufnahme und in der ersten Woche.

Die hier dargestellten Anzeichen können Sie bei einem Patienten/Bewohner dann besonders zutreffend erkennen, wenn Sie eine klare Vorstellung von seinem (verbalen und motorischen) **Grundverhalten** haben, und damit die Abweichung Gewaltbereitschaft bei ihm erkennen können.

Keine dieser Verhaltensweise **muss** jedoch vorkommen. Selbst der beste Vorhersageindikator (»verbale Beschimpfungen«) kam in einer Untersuchung von *Whittingtion & Patterson* (1998) lediglich bei zwei Dritteln der Vorfälle vor.

Treten Anzeichen einer erhöhten Gewaltbereitschaft auf, so ist neben einer engmaschigen Beobachtung auch an Sicherungsmaßnahmen zu denken. Gelegenheiten zur Beobachtung des Verhaltens von Patienten/Bewohnern sind im Rahmen von Routinetätigkeiten und -kontakten gegeben. In jedem Fall sollten deeskalierende Maßnahmen ergriffen werden.

Es ist zu berücksichtigen, dass die Anwendung solcher Vorhersagekriterien die Zahl der Situationen, die als gewaltriskant eingestuft werden, erhöht. Vorhersagemerkmale erlauben aber lediglich, die Aufmerksamkeit auf Patienten/Bewohner zu lenken, die ein höheres Risiko für Gewalt aufweisen. Nicht jedoch die Feststellung, »dass es jetzt auch sicher bald eskaliert …« (Achtung: Gefahr der sich selbst erfüllende Prophezeiung).

Als sinnvolles Instrument zur Einschätzung des Gewaltrisikos von Patienten/Bewohnern hat sich die modifizierte Brøset-Gewalt-Checkliste (BVC-CH) erwiesen (*Abderhalden* et al., 2004). Dabei werden die Patienten/Bewohner in regelmäßigen Abständen, in der Regel einmal pro Schicht, in Bezug auf folgende Verhaltensweisen eingeschätzt:

- Verwirrung
- Reizbarkeit
- Lärmen
- Körperliches Drohen
- Verbales Drohen
- Angriff auf Gegenstände

Falls der Patienten/Bewohner das entsprechende Verhalten zeigt, erhält er jeweils einen Punkt.

Zusätzlich wird die einschätzende Pflegeperson aufgefordert, ihr subjektiv erlebtes Risiko einer Gewalthandlung durch den Patienten/Bewohner auf einer Skala von 0 bis 6 einzuschätzen.

Bei »0« empfindet die Pflegeperson kein Risiko, bei »6« ein sehr hohes Risiko. Die durch die Einschätzung erreichten Punkte ergeben eine Gesamtpunktzahl:

  0–3 Punkte: **sehr geringes** Gewaltrisiko
  4–6 Punkte: **geringes** Gewaltrisiko
  7–9 Punkte: **erhebliches** Gewaltrisiko
10–12 Punkte: **hohes** Gewaltrisiko.

Die Einschätzung erfolgt dabei jeweils zwischen 10.00 und 11.00 Uhr sowie zwischen 17.00 und 18.00 Uhr. Bei einem erheblichen Risiko sollte das Risiko und die entsprechenden deeskalierenden Maßnahmen rasch im Pflegeteam und evtl. mit dem behandelnden Therapeuten besprochen werden. Besteht bei einem Patienten/Bewohner ein hohes Risiko, muss unverzüglich gehandelt werden. Das interdisziplinäre Team sollte die Interventionsmaßnahmen besprechen und durchführen.

Diese Skala hat sich nach einer Untersuchung von *Abderhalen* et al. (2004) in der psychiatrischen Praxis bewährt. Die Skala gibt außerdem Hinweise auf abgestufte Interventionsmöglichkeiten. Die Mitarbeiter können beispielsweise folgende präventive Maßnahmen veranlassen:

- Gezielte Beobachtung
- Gezielte erhöhte Zuwendung (Ablenkung, allgemeines Gespräch, Spiele)
- Begleiteter Spaziergang
- Reduktion der Anforderungen an den Patienten/Bewohner
- Körperliche Entspannung
- Gezielte Konfrontation mit den Stationsregeln
- Gezieltes Gespräch über das Gewaltrisiko
- Gezieltes Gespräch zur Beruhigung
- 1:1-Überwachung in Form einer kontinuierlichen Sitzwache
- Medikamentöse Interventionen
- Rückzug in ruhigeren Bereich oder das eigene Zimmer (offene Isolation)
- Geschlossene Isolation (Isolierzimmer)
- Injektion von Psychopharmaka (freiwillig oder unter Zwang)
- Fixierung

5.2.3   Grundregeln der Deeskalation

Viele potenziell gewaltsame Situationen lassen sich durch geeignete Deeskalationstechniken entschärfen. Dabei zielen diese Techniken meist auf eine Kontrolle des eigenen Verhaltens der Mitarbeiter (Selbstkontrolle), um damit die Situation zu entschärfen.

Folgende Grundregeln sollten beachtet werden:

- Agieren Sie und reagieren Sie nicht (Tun Sie etwas – auch etwas Belangloses. Sie demonstrieren damit Handlungsfähigkeit)!
- Bereiten Sie sich gedanklich auf die Situation vor!
- Die Sicherheit aller hat höchste Priorität!

- Bleiben Sie ruhig und vermeiden Sie hastige Bewegungen!
- Halten Sie Abstand zum Aggressor!
- Bemühen Sie sich um Kontakt zum Aggressor!
- Hören Sie ihm zu und versuchen Sie seine Bedürfnisse, Gefühle usw. wahrzunehmen!
- Verlangsamen Sie die Kommunikation, indem Sie langsam und ruhig sprechen!
- Vermeiden Sie alles, was als Drohung oder Beleidigung aufgefasst werden könnte!
- Holen Sie frühzeitig Hilfe und spielen Sie nicht den Helden!

Im Gespräch mit einem Aggressor sollten Sie auf ihre Körpersprache achten:
- Wo fühlen Sie sich angespannt? Achten Sie auf Ihre Atmung. Atmen Sie bewusst und langsam.
- Kontrollieren Sie Ihre Körperbewegungen und bewegen Sie sich langsam in ausreichendem Sicherheitsabstand zum Aggressor.
- Suchen Sie den Blickkontakt, ohne Ihr Gegenüber zu fixieren.

Im Hinblick auf das Gespräch mit möglicherweise gewalttätigen Patienten/Bewohnern sollten Sie unter anderem Folgendes beachten:
- Signalisieren Sie aktives Zuhören
- Verhandeln Sie mit dem Patienten/Bewohner, ohne Zugeständnisse in für Sie bedeutenden Punkten zu machen.
- Benutzen Sie einfache Sätze und offene Fragestellungen
- Vermeiden Sie komplizierte Sätze, Beurteilungen, Ratschläge und unbedeutende Redewendungen.

6 Bleiben Sie aktiv – Auch wenn es brennt

Überblick

Trotz aller Prävention lassen sich Eskalationen der Gewalt mitunter nicht verhindern. Dazu ist das Problem zu komplex. In solchen eskalierenden Situationen sollte das Behandlungsteam über ein abgestuftes Interventionskonzept verfügen. Dabei ist es wichtig, überhaupt zu reagieren. Zuwarten ist keine angemessene Reaktion auf aggressives Verhalten.

Eine Zwangsmaßnahme ist aus rechtlicher Sicht immer ein erheblicher Eingriff in die Freiheit und Würde eines Menschen. Daher legt der Gesetzgeber hier enge Grenzen. Nur bei einer akuten Gefährdung für Leib und Leben einer Person kann, zunächst ohne richterliche Genehmigung, Zwang angewandt werden.

6.1 Alarmsignale

Laut *Smith* (1982) gibt es bei Gewaltsituationen verschiedene Auslöser, die so oder ähnlich immer wieder vorkommen und gut voneinander unterscheidbar sind. Zum einen kann ein Patient/Bewohner gewalttätig werden, weil er »sauer« ist auf eine Entscheidung oder ein Verhalten eines anderen (**Frustration**).

Zum anderen kann Gewalt angewandt werden, weil sich der Betroffene sonst nicht zu helfen weiß oder weil er die Situation verkennt (**Angst**). Dies ist vor allem bei Patienten/Bewohner mit eingeschränkten kognitiven Funktionen zu beobachten, z. B. im Rahmen einer Lernbehinderung, einer Intoxikation, einer akut psychotischen Phase oder eines demenziellen Prozesses. Auch gewaltsames Verhalten aus einer als bedrohlich erlebten Situation, z. B. einem psychotischen Wahnerleben, geht in diese Richtung.

Des Weiteren haben manche Patienten/Bewohner auch die Erfahrung gemacht, dass sie mit Gewalt ihre Ziele manchmal eher erreichen, d.h.: »*Wenn ich die Krankenschwester einschüchtere, dann lässt sie mich in Ruhe*« (**Manipulation und Einschüchterung**).

Ein besonders wichtiger Hinweis auf ein möglicherweise gewaltsames Verhalten des Patienten/Bewohners ergibt sich aus dessen Vorgeschichte.

Wenn es im Rahmen der Aufnahme (z. B. Zwangseinweisung) oder bei früheren Aufenthalten zu Gewalthandlungen kam, dann ist dies ein wichtiger Hinweis darauf, besonders aufmerksam auf drohende Aggression und Gewalt zu achten. Hierbei kann es durchaus hilfreich sein, sich die Situationen, in denen es früher zu Gewalt kam, noch einmal besonders genau anzuschauen, um die möglichen individuellen Bedingungsfaktoren des Patienten/Bewohners kennen zu lernen.

Je besser Sie den Patienten/Bewohner kennen, umso besser können Sie ihn einschätzen. Dies erfordert natürlich bei den professionellen Mitarbeitern ein hohes Maß an Fachkompetenz, um die wirklich bedeutenden Faktoren zu bemerken.

6.2 Gewalt eskaliert in Phasen

Im Folgenden wird die Eskalation der Gewalt in Anlehnung an die Phasen der Gewalteskalation von *Smith* (1982) vorgestellt (deutsch in: *Papenberg,* 2007, siehe auch *Breakwell,* 1998). Es wurde festgestellt, dass der Gewaltakt in bestimmten, voneinander unterscheidbaren Phasen abläuft (Abb. 3):

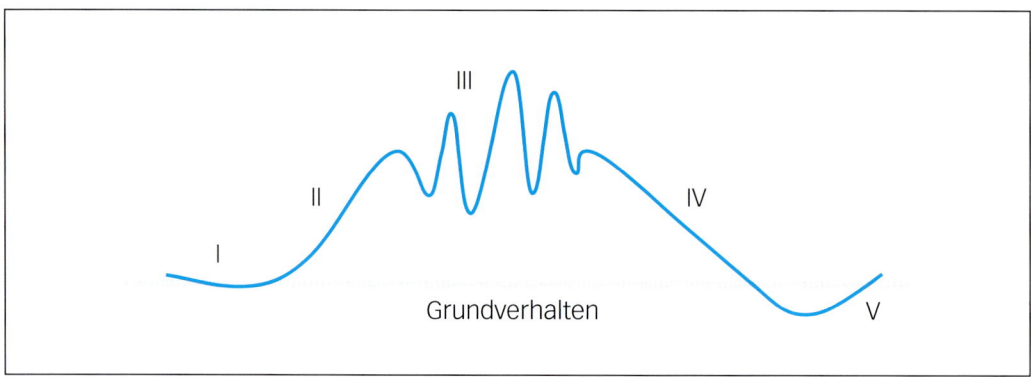

Abb. 3: Phasen der Gewalteskalation nach *Smith* (1982).

Die Struktur dieser Phasen findet sich in typischer Weise in den meisten Angriffsituationen:
- Phase I   Auslösendes Ereignis
- Phase II   Eskalation
- Phase III   Krise
- Phase IV   Entspannung
- Phase V   Nach-Krisen-Depression

6.2.1   Phase I – Auslösendes Ereignis

6.2.1.1   Phänomenologie

Zu dieser Phase gehören alle Ereignisse, die ein Individuum als ernsthafte Bedrohung seines Wohlbefindens erlebt.

Die Person zeigt an, dass sie sich von ihrer normalen Handlungsweise wegbewegt. Solche Veränderungen zeigen sich verbal oder nonverbal. Beispiele sind Schimpfen, die Weigerung sich zu setzen, die Unfähigkeit zu warten, die Vermeidung des Augenkontaktes usw.

Je besser Sie das Grundverhalten Ihres Patienten/Bewohners kennen, desto leichter können Sie diese Frühwarnzeichen wahrnehmen.

Die eigentlichen Auslöser können beobachtbar sein (schlechte Nachrichten erhalten, Mangel an Privatsphäre, Einschränkung von Vorrechten) oder nicht (Wahn oder Halluzination, eine Reaktion auf ein Medikament).

6.2.1.2 Intervention

Da die Impulskontrolle in dieser Phase noch einigermaßen erhalten ist, konzentrieren sich die Techniken zur Deeskalation auf die Selbstbeherrschung der Person.

Jetzt kann die Person noch durch Gespräche von ihrem Verhalten abgebracht werden. Sie können also versuchen, die Bedürfnisse und Gefühle der Person zu erfragen, oder die Aufmerksamkeit der Person auf etwas anderes zu richten: durch Ablenkung, Zerstreuung oder dem Anbieten von Alternativen.

Literaturempfehlung: M. B. Rosenberg: Gewaltfreie Kommunikation.

6.2.2 Phase II – Eskalation

6.2.2.1 Phänomenologie

Das Verhalten der Person weicht immer mehr von ihrem normalen Grundverhalten ab. Es führt in dieser Phase direkt zu gewaltsamem Verhalten.

Geist und Körper der Person bereiten sich aufs Kämpfen vor. Kampfrituale (z.B. Drohen) nehmen mehr und mehr Raum im Verhaltensmuster ein. Die Muskeln sind zunehmend angespannt und aktiv.

Zu beobachten ist beispielsweise: Unruhiges Hin- und Hergehen, Türen knallen, ansteigender Zigarettenkonsum, schneller werdende Sprechgeschwindigkeit und ansteigende Lautstärke, Ihre Fragen werden ignoriert, die Person fixiert sich übermäßig auf ein Thema und verschließt sich zunehmend jeglicher Form rationellen Eingreifens.

6.2.2.2 Intervention

Achtung: Ihr eigenes Verhalten wird in dieser Phase leicht fehl gedeutet. Ihre Mimik, Gestik oder Körperhaltung werden eventuell als provozierend oder gar aggressiv aufgefasst, Ihr Augenkontakt als herausfordernd, herablassend oder auf Konfrontation abzielend gesehen. Bedenken Sie, dass der Angreifende einen Hinweis sucht, der einen Übergriff rechtfertigen könnte.

Bei mehreren Streitpersonen sollten diese getrennt werden. Die angemessene Intervention ist die Krisenkommunikation. Sie ist kurz und simpel. Sprechen Sie den Patienten/ Bewohner mit seinem Namen an: Z.B.: »*Herr Mayer, stopp*« oder »*Herr Mayer, stellen Sie den Stuhl hin.*«

6.2.3 Phase III – Krise

6.2.3.1 Phänomenologie

Die Person ist körperlich und gefühlsmäßig zunehmend erregt, gleichzeitig nimmt ihre Kontrolle über aggressive Impulse ab.

Das Verhalten mündet in einen oder mehrere Angriffe gegen die wahrgenommene Ursache der Bedrohung.

Häufig sind in der Krisenphase beispielsweise zu beobachten: das Treten gegen Möbel, Wände oder Personen, das Herumwerfen von Gegenständen, das Schlagen, Kratzen, Beißen von Personen oder das Zerschlagen von Geschirr.

6.2.3.2 Intervention

Machen Sie sich bewusst, dass Sie in dieser Phase nicht davon ausgehen können, dass Sie eine Intervention machen können, auf die die Person rational reagieren wird.

Verbal zu argumentieren, die Person mit ihrem Tun zu konfrontieren oder Konsequenzen anzudrohen, wird die Situation aufheizen. Die Person zu berühren oder gar festzuhalten, ist äußerst gefährlich.

In der Krisenphase ist es ratsam, sich auf seine Sicherheit und die anderer Personen zu konzentrieren. Ihre Möglichkeiten sind jetzt sehr beschränkt: Sie können der Situation entfliehen oder körperlichen Zwang ausüben. Sie müssen jetzt einschätzen, ob Sie ausweichen können oder ob Zwangsmaßnahmen zu ergreifen sind.

6.2.4 Phase IV – Entspannung

6.2.4.1 Phänomenologie

Nach dem Gewaltakt entspannen sich die Muskeln zunehmend, die Kampfrituale werden weniger und die Person kehrt mehr und mehr zu ihrem Grundverhalten zurück. Der hohe Grad an Erregung kann bis zu eineinhalb Stunden nach der Krise konstant bleiben.

6.2.4.2 Intervention

Dies ist ein sehr sensibler Punkt, da die Person in dieser Phase sehr sensibel auf die Auslösefaktoren reagiert. Es ist nicht die Zeit, um etwa über Konsequenzen zu reden. Die Krisenkommunikation ist aufrecht zu halten. Für manche Patienten/Bewohner ist die freiwillige Selbstisolation hilfreich zur Entspannung.

6.2.5 Phase V – Nach-Krisen-Depression

6.2.5.1 Phänomenologie

Die Person kehrt zu ihrem Grundverhalten zurück. Sie kann darunter sogar regredieren (zurückfallen auf eine frühere Entwicklungsstufe).

Aufgrund der geistigen und körperlichen Anstrengung können beobachtet werden: Patient bricht in Tränen aus, empfindet Scham, Reue, schläft, ist verstört oder verzweifelt. Manche isolieren sich selbst, rollen sich in einer embryonalen Position zusammen, entschuldigen sich übertrieben oder beschuldigen sich selbst.

6.2.5.2 Intervention

Wenden Sie Techniken an, die der Person helfen, sich zu entspannen. Aktives Zuhören, bei dem die Person ihre Gefühle und Bedürfnisse aussprechen kann, ist hilfreich, um die Ursache für den Kontrollverlust herauszufinden.

Es ist auch jetzt nicht die Zeit, Schuld zuzuschreiben oder Konsequenzen zu ziehen.

Fragen, die Sie sich vorbereitend auf die Situation einer Aggression stellen können:
- Bei Angst des Patienten/Bewohners: Wie können Sie das Gefühl von Bedrohung beim Patienten/Bewohner reduzieren? Was sind seine und Ihre Bedürfnisse? Fühlt sich der Patient in seinen Bedürfnissen gehört?
- Als Reaktion auf den Verlust von Autonomie beim Patienten/Bewohner: Wie können Sie einen eskalierenden Machtkampf zwischen Mitarbeiter und Patienten/Bewohner vermeiden? Etwa um Grenzen zu setzen oder nicht akzeptables Verhalten zu ändern.
- Bei einem Konflikt mit dem Patienten/Bewohner: Was können Sie tun, um den Konflikt so zu lösen, dass keiner der Beteiligten das Gefühl einer Niederlage, Verletzung oder Kränkung hat?

6.3 Lernen Sie Ihre Toleranzschwelle kennen

Was ist für Sie Gewalt und Aggression? Wann und in welcher Situation würden Sie eine Meldung an Ihre Vorgesetzten und/oder Kollegen geben?

Stellen Sie sich zunächst einen **Angreifer** vor, der **erwachsen** ist und den Sie für **zurechnungsfähig** halten.

Tabelle 4: Was ist für Sie Gewalt und Aggression?

	Das würde ich in der Regel tolerieren	Früher hätte ich das toleriert	Meine Kollegen würden das tolerieren
Heftiges Fluchen	❏	❏	❏
Gewaltandrohung	❏	❏	❏
Schubsen/Stoßen	❏	❏	❏
Beschimpfungen	❏	❏	❏
Kratzen	❏	❏	❏
Spucken	❏	❏	❏
Schlagen	❏	❏	❏
Treten	❏	❏	❏
Angriff mit einer Waffe	❏	❏	❏
Gegenstände werfen	❏	❏	❏

Nun stellen Sie sich bitte einen **Angreifer** vor, der aufgrund seiner psychischen Erkrankung **vermindert zurechnungsfähig** ist, weil er (z.B. extreme Schmerzen hat, emotional gestört ist, psychisch krank ist usw.)

Tabelle 5: Was ist für Sie Gewalt und Aggression?

	Das würde ich in der Regel tolerieren	Früher hätte ich das toleriert	Meine Kollegen würden das tolerieren
Heftiges Fluchen	❏	❏	❏
Gewaltandrohung	❏	❏	❏
Schubsen/Stoßen	❏	❏	❏
Beschimpfungen	❏	❏	❏
Kratzen	❏	❏	❏
Spucken	❏	❏	❏
Schlagen	❏	❏	❏
Treten	❏	❏	❏
Angriff mit einer Waffe	❏	❏	❏
Gegenstände werfen	❏	❏	❏

6.4 Grade der Gefährlichkeit

Ist dieses Verhalten, das der Patient/Bewohner gerade zeigt, gefährlich?

Eine Frage, die von einem individuellen Standpunkt aus jeder Einzelne von uns beantwortet und auf die er entsprechend reagiert. Das Verhalten in einer Situation, das ich als gefährlich einschätze, wird möglicherweise vom Patienten/Bewohner oder Kollegen als Beleidigung oder verbale Attacke aufgefasst, d.h. als zwar unangenehm aber nicht als gefährlich angesehen.

Ein professioneller Umgang mit solchen Situationen braucht daher Leitlinien, die klären, welche konkreten Verhaltensweisen von Patienten Anlass zu Zwangsmassnahmen sein können und in welchem Umfang diese ggf. angemessen erscheinen.

In Deutschland gibt es keine gesetzliche Regelung, um den Grad der Gefährlichkeit einzuschätzen. Der Deutsche Richterbund (2006) stellt in einer Stellungnahme fest: »*Der Grad der Gefährlichkeit (Eigen- und Fremdgefährdung) muss im Gesetz definiert werden. In diesem Zusammenhang sind unterschiedliche Voraussetzungen festzusetzen:*
- *für die Unterbringung und für die Zwangsbehandlung*
- *für die Eigen- und Fremdgefährdung*
- *für einwilligungsunfähige und für die einwilligungsfähige Personen. (…)*

Zum Zwecke der Definition des erforderlichen Grades der Gefährlichkeit ist der Begriff der ›Gefahr‹ dem Begriff des ›Risikos‹ vorzuziehen. Nur der Begriff der ›Gefahr‹ ist – jedenfalls im deutschen Sprachgebrauch – mit einer konkreten Bedrohung verbunden.«

Nach derzeitigem Recht gilt, dass für den Einsatz von Zwangsmaßnahmen der Tatbestand der **Notwehr** (§ 32 StGB und § 227 BGB) oder eines *rechtfertigenden Notstands* (§ 34 StGB) bestehen muss. Dabei wird bei der Notwehr von einem Angriff gesprochen, während beim rechtfertigenden Notstand von Gefahr ausgegangen wird. Der Unterschied zwischen Gefahr und Angriff: der Angriff ist die akute Zuspitzung der Gefahr.

6.4.1 Notwehr

§ 32 StGB Notwehr

(1) Wer eine Tat begeht, die durch Notwehr geboten ist, handelt nicht rechtswidrig.

(2) Notwehr ist die Verteidigung, die erforderlich ist, um einen gegenwärtigen rechtswidrigen Angriff von sich oder einem anderen abzuwenden.

Die Notwehr (nach § 32 StGB) setzt einen gegenwärtigen, rechtswidrigen Angriff voraus (Notwehrlage), die dagegen geübte Verteidigung (Notwehrhandlung) muss erforderlich gewesen, normativ geboten und von einem Verteidigungswillen getragen sein.

Begriffserläuterungen:
- Angriff: Unter einem Angriff ist jede von einem Menschen drohende Verletzung rechtlich geschützter Interessen (z. B. körperliche Unversehrtheit) zu verstehen.
- Gegenwärtig: Ein Angriff ist gegenwärtig, wenn er unmittelbar bevorsteht, gerade stattfindet oder noch andauert.
- Erforderlichkeit: Eine Verteidigungshandlung ist erforderlich, sofern sie **das mildest geeignete Mittel** darstellt, das den Angriff mit Sicherheit (!) sofort (!) beendet.
- Gebotenheit: Eine Notwehrhandlung ist geboten, wenn sie nicht rechtsmissbräuchlich ausgeübt wird (also nicht zur Maßregelung oder durch eine provozierte Notwehrlage). Bei Geisteskrankheiten oder ohne Schuld Handelnde kann es geboten sein, die Abwehr zu beschränken oder darauf zu verzichten.

Hinweis: Auch ein Angriff durch psychisch kranke Menschen ist rechtswidrig. Eine Abwehrhandlung ist erst dann zulässig, wenn ein zumutbares Zurückweichen gegenüber dem Angreifer nicht mehr zur Gefahrenabwehr genügt.

Einschränkungen der Notwehr
Im Grundsatz gilt, dass das Notwehrrecht keinen Einschränkungen unterliegt, wie z. B. § 34 StGB durch das Gebot der Verhältnismäßigkeit.
- Einige Fallgruppen, bei denen das Notwehrrecht eingeschränkt ist:
- Krasses Missverhältnis zwischen Angriff und Verteidigung
- Angriffe von Kindern, Geisteskranken, Betrunkenen und schuldlos Irrenden
- Notwehrprovokation
- Art. 2 Europäische Menschenrechtskonvention, Recht auf Leben
- Einschränkung des Notwehrrechts bei nahe stehenden Personen.

6.4.2 Rechtfertigender Notstand

§ 34 StGB Rechtfertigender Notstand
Wer in einer gegenwärtigen, nicht anders abwendbaren Gefahr für Leben, Leib, Freiheit, Ehre, Eigentum oder ein anderes Rechtsgut eine Tat begeht, um die Gefahr von sich oder einem anderen abzuwenden, handelt nicht rechtswidrig, wenn bei Abwägung der widerstreitenden Interessen, namentlich der betroffenen Rechtsgüter und des Grades der ihnen drohenden Gefahren, das geschützte Interesse das beeinträchtigte wesentlich überwiegt. Dies gilt jedoch nur, soweit die Tat ein angemessenes Mittel ist, die Gefahr abzuwenden.

Vorausgesetzt wird zunächst eine bestimmte Notstandslage. Sie besteht in einer **gegenwärtigen Gefahr** für Leben, Leib, Freiheit, Ehre, Eigentum oder ein anderes Rechtsgut.

Diese Gefahr kann nicht anders abgewendet werden als durch Einwirkung (Notstandshandlung) auf ebenfalls rechtlich anerkannte Interessen (z. B. Freiheitsrecht/Einschränkung durch Fixierung, oder Körperliche Unversehrtheit/Einschränkung bei Zwangsmedikation/-Injektion), vgl. § 34 StGB. Sie muss objektiv erforderlich sein.
Die Fälle des rechtfertigenden Notstandes (§§ 228, 904 BGB, § 34 StGB) beruhen auf dem Prinzip des überwiegenden Interesses. Hier erscheint die Rettungshandlung aufgrund der Wert- und Interessenabwägung als das angemessene Mittel zur Erreichung eines berechtigten Zwecks.

Gegenwärtige Gefahr: Eine Gefahr ist gegenwärtig, wenn die Rechtsgutsbedrohung (z. B. Gefahr für Leben) bei natürlicher Weiterentwicklung alsbald oder in allernächster Zeit in einen Schaden umschlagen kann, sofern nicht alsbald Abwehrmaßnahmen ergriffen werden. Das Vorliegen der Gefahr ist aus der Sicht eines objektiven Beobachters aufgrund der Umstände der Tatsituation zuvor festzustellen.

Gefahr: Zustand, in dem aufgrund tatsächlicher Umstände die Wahrscheinlichkeit des Eintritts eines schädigenden Ereignisses besteht.

§ 34 setzt der Notstandshandlung drei Grenzen:

(1) Erforderlichkeit (nicht anders abwendbare Gefahr)

Die Abwendung einer nahe liegenden Gefahr setzt die begründete Besorgnis voraus, dass ein schädigendes Ereignis bevorsteht. Die allgemeine Möglichkeit eines Gefahreneintritts reicht nicht aus!

Erforderlich ist diejenige Verteidigungshandlung, die einerseits die sofortige, endgültige Abwendung des Angriffs/der Gefahr gewährleistet und die andererseits das relativ mildeste Verteidigungsmittel darstellt.

(2) Interessenabwägung

§ 34 S. 1 StGB verlangt eine Abwägung der widerstreitenden Interessen, namentlich der betroffenen Rechtsgüter und des Grades der ihnen drohenden Gefahren. Dabei muss das geschützte Interesse das beeinträchtigte wesentlich überwiegen.

Verhältnismäßigkeitsprüfung mit folgenden zwei Elementen:
a) Allgemeines Rangverhältnis zwischen dem Eingriffsgut und dem Erhaltensgut
b) Bewertung in der konkreten Lebenssituation
   - Intensität und Umfang des drohenden Schadens. Es kann ein leichter Eingriff in Personenwerte zugunsten hoher Sachwerte vorgenommen werden.
   - Grad der drohenden Gefahr

Beispiel: Ein orientierungsloser, verwirrter Patient wird festgehalten (Einschränkung des Freiheitsrechts), weil er sonst im Straßenverkehr getötet werden könnte (drohende Gefahr für Leib und Leben). Beide Handlungsalternativen sind strafbar, aber der zu befürchtende Schaden durch Fixierung kann als Notstandshandlung nach § 34 gerechtfertigt werden, wenn dadurch eine konkrete Lebensgefahr abgewendet werden kann.

(3) Angemessenheit

§ 34 S. 2 StGB verlangt die Angemessenheit der Notstandshandlung. Dieses Merkmal wurde als zusätzliches Korrektiv angefügt, um sicherzustellen, dass eine Übereinstimmung der Notstandshandlung mit den Wertvorstellungen der Allgemeinheit vorliegt (sozialethische Einschränkung der Notstandshandlung). Im Rahmen der Angemessenheit sind insbesondere folgende Kriterien zu berücksichtigen:
a) besondere Gefahrtragungspflichten
b) es darf kein Verstoß gegen oberste Rechtsprinzipien vorliegen

Subjektives Rechtfertigungselement

Auf subjektiver Ebene wird verlangt, dass der Täter in Kenntnis der ihn rechtfertigen Umstände und mit dem Willen zur Gefahrenabwehr gehandelt hat (Rettungswillen).

6.5 Eigenes Verhalten in Krisensituationen kontrollieren

Denken Sie darüber nach:
- Wie gehe ich mit angespannten und aggressiven Patienten um?
- Wie verhalte ich mich in Situationen, die eskaliert sind?

6.5.1 Sicherheit für alle beachten

Im Umgang mit gespannten bzw. aggressiven Patienten/Bewohner sollte die eigene Sicherheit und körperliche Unversehrtheit stets im Vordergrund stehen. Im Stationsalltag wird dies jedoch häufig vernachlässigt. Im Eifer des Geschehens wird häufig nur noch an das aggressive Verhalten des Patienten/Bewohners gedacht.

Dies kann dazu führen, dass der Eigenschutz und der Schutz anderer nicht so sehr beachtet werden. Zum Eigenschutz trägt neben der angemessenen Kleidung auch das Arbeitsumfeld bei.

Wie sieht ein sicheres Arbeitsumfeld aus?

- Es sollte darauf geachtet werden, dass Patienten/Bewohner keine Gegenstände erreichen können, die als Waffe verwendet werden können, wie z.B. Glasflaschen, Scheren, Messer, Gabeln etc.
- Die Arbeitsräume sollten übersichtlich gestaltet sein, nach Möglichkeit sollten keine scharfen Möbelkanten herausstehen. Es sollten Fluchtwege bestehen, Feuerlöscher verfügbar sein etc.
- Nach Möglichkeit sollten Alarmsysteme für Notfälle eingerichtet sein, z.B. Alarmpiepser. Diese sollten stets am Körper getragen werden.
- Die Kollegen auf Nachbarstationen sollten über aggressive Patienten/Bewohner informiert werden, damit sie gegebenenfalls schnelle Hilfe leisten können.
- Für die Durchführung von Zwangsmaßnahmen sollte es geeignete Räume geben, die immer entsprechend vorbereitet sind (z.B. alle Gurte am Fixierbett angebracht), damit entsprechend schnell und sicher gehandelt werden kann.
- Auf jeder Station sollte es Notfallpläne für Patientenübergriffe geben, die allen Mitarbeiter bekannt sind.

Achten Sie in Ihrem Berufsalltag darauf, dass diese Sicherheitsmaßnahmen vorhanden sind. Falls Sie in Ihrem Arbeitsumfeld Sicherheitslücken feststellen, diskutieren Sie mit Ihren Kollegen darüber und suchen Sie gemeinsam nach Verbesserungsmöglichkeiten.

Denken Sie immer daran: Ein sicheres Arbeitsumfeld ist nicht nur die Grundlage der Sicherheit von Patienten/Bewohnern – es ist auch die Grundlage Ihrer Sicherheit!

Neben den aufgeführten Sicherheitsmaßnahmen ist der Umgang mit den Patienten/Bewohnern die wichtigste Präventionsmöglichkeit.

Versuchen Sie, diesen Menschen stets mit Respekt, Aufrichtigkeit und Empathie zu begegnen.

Erstellen Sie in Ihrem Team eine »Gefahrenanalyse« für Ihre Station!
- Wo gibt es Sicherheitsmängel?
- Wo gibt es Gefahren, die kurzfristig behoben werden können (z.B. Umstellung von Glas- auf PET-Flaschen)?

6.5.2 Eigenes Verhalten kontrollieren

Es kann Situationen geben, in denen präventive Maßnahmen nicht erfolgen oder nicht die erhoffte Wirkung zeigen. Dann kann es passieren, dass eine Situation mit einem angespannten und aggressiven Patienten/Bewohner eskaliert.

Schimpfworte und Kraftausdrücke können fallen, Stühle, Gläser und Flaschen zu Bruch gehen. Im schlimmsten Fall kommt es zu einem tätlichen Angriff auf eine Mitarbeiterin.

Ist eine Situation eskaliert, bleibt keine Zeit mehr zum Überlegen. Die Mitarbeiter müssen wissen, wie sie sich in solchen Situationen zu verhalten haben.

Oft reagieren Mitarbeiter (und auch die betroffenen Patienten/Bewohner) mit Angst. In solchen angstbesetzten und gefährlichen Situationen ist es besonders wichtig, dass alle Verhaltensregeln klar definiert sind. Es ist daher notwendig, im Team von Zeit zu Zeit über das geeignete Vorgehen in eskalierten Situationen nachzudenken und ggf. Notfallpläne zu erarbeiten.

In einer Krisensituation sollten Sie Folgendes beachten:

- Versuchen Sie, möglichst ruhig zu bleiben. Wenn Sie vom Patienten/Bewohner beschimpft werden, lassen Sie sich nach Möglichkeit nicht provozieren. Bedenken Sie, dass der Betroffene in den seltensten Fällen Sie persönlich meint, sondern eher die Institution als solche.
- Denken Sie immer auch an Ihre eigene Sicherheit. Entziehen Sie sich einer brenzligen Situation und spielen Sie nicht den Helden. Dadurch begeben Sie sich nur in zusätzliche Gefahr. Bevor Sie die Kontrolle über die Situation verlieren, holen Sie Hilfe!
- Sind Dritte (z. B. Mitpatienten oder Besucher) in der Situation zugegen, sorgen Sie dafür, dass diese sich aus dem Gefahrenbereich begeben. Dies können auch Kollegen übernehmen.
- So weit es Ihnen möglich ist, sollten Sie versuchen, Ihre Selbstkontrolle aufrecht zu erhalten. Achten Sie nach Möglichkeit auf die folgenden Punkte:
  a) Atmung: Die Atmung sollte möglichst gleichmäßig sein.
  b) Stimme: Ihre Stimme sollte möglichst tief und ruhig klingen.
  c) Körperhaltung: Ihre Körperhaltung sollte aufrecht, aber doch entspannt sein. Achten Sie auf einen sicheren Stand.
  d) Körpersprache: Ihre Mimik und Gestik sollte nicht bedrohlich, ermahnend, provozierend oder abwertend sein.
- Kontrollieren Sie die Situation, nicht den Patienten/Bewohner! Begeben Sie sich nicht in einen Machtkampf mit ihm. Achten Sie stattdessen lieber auf Ihre Selbstkontrolle.
- Achten Sie immer darauf, zum Patienten/Bewohner einen Sicherheitsabstand einzuhalten. Ist er Ihnen körperlich zu nahe, kann er Sie körperlich angreifen, Sie z. B. schlagen oder treten. Auch für den Patienten/Bewohner selber kann es entlastend sein, wenn eine gewisse körperliche Distanz gewahrt bleibt. Erregte und angespannte Patienten/Bewohner können sich leicht bedroht oder provoziert fühlen, wenn die körperliche Nähe zu eng wird.
- Achten Sie darauf, dass Sie sich nach Möglichkeit so im Raum bewegen, dass Fluchtmöglichkeiten für Sie bestehen. Sie sollten z. B. nicht an einer Wand oder an einem oberen Treppenabsatz stehen.
- Starren Sie den Patienten/Bewohner nicht permanent an. Dies könnte von ihm als Bedrohung oder Provokation aufgefasst werden. Sie sollten allerdings dennoch den Augenkontakt suchen und den Patienten/Bewohner nie unbeobachtet lassen.

Kommt es dennoch zu einem tätlichen Angriff, so sollten Sie nicht den Helden spielen und versuchen, den Patienten/Bewohner körperlich zu überwältigen und in Ihre Gewalt zu bringen.

Wehren Sie den Angriff ab, so gut Sie dazu in der Lage sind und bringen Sie sich dann so schnell wie möglich in Sicherheit. Informieren Sie sofort Ihre Kollegen und organisieren Sie Hilfe! Bei einem Zugriff auf den Patienten/Bewohner gehen Sie gemeinsam als Team vor. Nach Möglichkeit sollte eine Absprache und Planung erfolgen.

6.5.3 Aktiv Kontakt suchen

Denken Sie darüber nach!
- Wie kann ich mit einem sehr angespannten Patienten/Bewohner Kontakt aufnehmen?
- Was muss ich in der Kommunikation mit einem sehr angespannten Patienten/Bewohner berücksichtigen?

»Reden bringt doch nichts, der muss nur richtig sediert werden!«

Bringt das Reden mit einem sehr angespannten Patienten/Bewohner wirklich nichts? Kann es nicht auch sein, dass wir oft nicht wissen, was wir sagen sollen und wie?

Tatsächlich ist es so, dass die richtigen Worte zur richtigen Zeit eine gefährliche Situation entspannen oder sogar auflösen können. Eine gute Kommunikationsfähigkeit ist in der Pflege ein entscheidendes Handwerkszeug.

Eine gute Kommunikationsfähigkeit muss man sich allerdings erst einmal erarbeiten. Sie setzt stetige Weiterbildung voraus und die Bereitschaft, an sich zu arbeiten. Im Folgenden finden Sie eine Auflistung von Kommunikationstechniken, auf die Sie in der Kommunikation mit sehr angespannten Patienten/Bewohnern achten sollten:

Stellen Sie den Kontakt her
Reden Sie den Patienten/Bewohner immer mit seinem Namen an. Sollte er beim ersten Ansprechen nicht auf Sie reagieren, wiederholen Sie Ihren Satz, diesmal aber etwas lauter. Sie können auch zusätzlich zum Namen das Wort »Hallo« verwenden. Wenn der Patient/Bewohner reagiert, nehmen Sie die Lautstärke in Ihrer Stimme wieder zurück und sprechen Sie in normaler Lautstärke weiter.

Bleiben Sie im Kontakt
Angespannte Patienten/Bewohner sind oft motorisch unruhig und bewegen sich im Raum hin und her. Passen Sie sich der Dynamik des Patienten/Bewohners an, bewegen Sie sich ebenfalls, allerdings ohne dabei aufdringlich zu wirken. Vermeiden Sie hektische oder ruckartige Bewegungen, die den Betroffenen erschrecken oder zusätzlich erregen könnten.

Setzen Sie klare Grenzen
Wenn sich der Patient/Bewohner unverschämt verhält, sollten Sie dies nicht einfach ignorieren. Zeigen Sie ihm auf, wo Ihre Grenzen liegen, indem Sie z. B. um Sachlichkeit bitten oder auf die Hausordnung verweisen. Achten Sie darauf, dass Sie den Patienten/Bewohner dabei nicht maßregeln und ihm nicht drohen. Wichtig ist, dass er sich nicht als Person abgelehnt fühlt. Machen Sie klar, dass Sie ihn nicht als Person ablehnen, sondern nur sein gegenwärtiges Verhalten missbilligen.

Sagen Sie, was Sie erleben
Sagen Sie dem Patienten/Bewohner, wie er auf Sie wirkt. Sprechen Sie auch von Ihrer Angst, denn er wird sie sowieso spüren. Auf diese Weise spiegeln Sie ihm sein Verhalten. Wichtig ist, dass Sie dabei so genannte »Ich-Botschaften« verwenden. Durch die Verwendung von Ich-Bot-

schaften werden Sie für den Patienten/Bewohner als Person sichtbar, als eine Person, die auch verletzbar oder verärgert sein kann. Anders als bei einer »Du-Botschaft« wird die »Ich-Botschaft« nicht als Bewertung oder Angriff, sondern als persönliche Feststellung verstanden. Verwenden Sie selber Ich-Botschaften, fördert dies die Bereitschaft und Fähigkeit des Patienten/Bewohners, ebenfalls Ich-Botschaften zu verwenden. Dadurch kann im Gespräch eine Atmosphäre von Offenheit und Vertrautheit entstehen.

Nehmen Sie den Patienten/Bewohner ernst

Eine Gefahr besteht darin, selber mit vorgefassten Meinungen in ein Gespräch zu gehen und mit Bewertungen auf das, was der Patient/Bewohner sagt zu reagieren. Sie geben ihm dadurch das Gefühl, dass Sie ihn und seine Situation nicht ernst nehmen, was sich ungünstig auf den Gesprächsverlauf auswirkt. Geben Sie ihm daher niemals das Gefühl, dass Sie ihn und seine Probleme nicht ernst nehmen würden. Ziehen Sie niemals eine Aussage von ihm ins Lächerliche. Vermitteln Sie ihm, dass Sie ihm aktiv zuhören und dass Sie sich für ihn interessieren. Dies können Sie z. B. durch Nachfragen und Kopfnicken tun. Vermeiden Sie dabei Fragen nach dem »Warum« und Fragen, die nur mit »Ja« oder »Nein« beantwortet werden können. Stellen Sie stattdessen öffnende und konkretisierende Fragen wie z. B.: »*Was genau regt Sie jetzt auf?*«, (statt: »*Warum regen Sie sich denn so auf?*«). Durch öffnendes und konkretisierendes Fragen bekommt der Patient/Bewohner nicht das Gefühl, dass er sich rechtfertigen muss. Er fühlt sich stattdessen in seinem Zustand angenommen und spürt Ihr Interesse an seiner Person, was beruhigend auf ihn wirken kann.

Sprechen Sie die Sprache des Patienten/Bewohners

Reden Sie in einer Sprache, die der Patient/Bewohner versteht und durch die er sich als Person angesprochen und ernst genommen fühlt. Vermeiden Sie komplizierte Fragen und Fachjargon, belehren Sie den Patienten/Bewohner nicht und benutzen Sie keine Phrasen, wie z. B.:

a) »*Was ist denn hier los?*«
b) »*Was soll das denn jetzt?*«
c) »*Regen Sie sich mal nicht so auf!*«
d) »*Das wird schon wieder.*«
e) »*Kommen Sie erst mal wieder runter!*«
f) »*Ist doch alles halb so wild.*«

Versetzen Sie sich in die Lage des Patienten/Bewohners

Zeigen Sie dem Patienten/Bewohner Ihr Mitgefühl für ihn und seine Situation. Äußern Sie Verständnis für ihn. Denken Sie aber daran, dass Sie keine Versprechungen und Zugeständnisse machen sollten, die Sie später nicht einhalten können.

Machen Sie Lösungsvorschläge

Überlegen Sie sich Kompromissmöglichkeiten und Lösungsvorschläge für Probleme des Patienten/Bewohners. Teilen Sie ihm diese mit. Achten Sie darauf, ihm nichts aufzuzwingen, was nur *Sie* für richtig halten. Denken Sie daran, dass Ihre Vorschläge zwar aus Ihrer Sicht richtig sind, der Patient/Bewohner dies aber unter Umständen anders wahrnimmt und dies ist sein gutes Recht.

Nehmen Sie Störungen wahr

Beobachten Sie die Reaktionen des Patienten/Bewohners so genau, wie es Ihnen möglich ist. Ein falsches Wort oder eine falsche Geste von Ihnen können eine angespannte Situation leicht eskalieren lassen. Daher ist es wichtig, dass sie spüren, wenn sich der Patient/Bewohner an einer Äußerung oder an einer Regung von Ihnen stört. Entschuldigen Sie sich dann und erklären Sie, warum Sie sich so verhalten haben. Lenken Sie dabei aber nicht vom Gesprächsthema ab.

Engen Sie den Patienten/Bewohner nicht ein
Drängen Sie ihm kein Gespräch auf. Fragen Sie zwischendurch, ob er das Gespräch abbrechen oder vielleicht mit einem Kollegen fortsetzen möchte. Sie können ein abgebrochenes Gespräch später beenden.

In der Praxis kann es auch bei Personen mit sehr hoher Gesprächsführungskompetenz dazu kommen, dass eine verbale Deeskalation nicht gelingt. Setzen Sie sich während des Gesprächs mit erregten Patienten/Bewohnern nicht zu sehr unter Druck, um jeden Preis erfolgreich zu deeskalieren. Der Druck und die Anspannung, unter der Sie dann stehen, überträgt sich meist unmittelbar auf den Patienten/Bewohner.

Ist in einer schwierigen Situation eine Deeskalation gelungen, sollten Sie nicht aus der Beziehung gehen. Bleiben Sie stattdessen weiterhin mit dem Patienten/Bewohner in Kontakt und zeigen Sie Ihre Gesprächsbereitschaft, um erneuten Aggressionen vorzubeugen.

Um ihre Gesprächsführungskompetenzen zu erweitern oder zu vertiefen, gibt es die Möglichkeit, an speziellen Kommunikationsseminaren oder -kursen teilzunehmen. Informieren Sie sich in Ihrem Haus über solche Angebote, falls Sie daran Interesse haben.

6.6 Zwangsmaßnahmen – Eingriffe in die Grundrechte

Definition:
Unter Zwangsmaßnahmen werden freiheitsentziehende Maßnahmen, wie Isolierung in verschlossenen Zimmern, Fixierung und die Medikamentenverabreichung unter unmittelbarem physischem Zwang, verstanden.

Eine Zwangsmaßnahme beinhaltet damit immer drei Kernelemente:
1. Macht,
2. Zwang und
3. physische Gewalt.

Nur wer die Macht hat, kann auf andere Zwang ausüben. Zwang seinerseits bedarf auch der Gewalt, um durchgesetzt werden zu können (*Enneper,* 2006).

Diese Definition meint den physischen Zwang. Psychischer Zwang, wie die Androhung von Gewalt oder sonstigen Konsequenzen, ist noch keine Zwangsmaßnahme.

Die Definition ist so eng gewählt, um eine eindeutige Grenze zwischen einer Zwangsmaßnahme und verschiedenen »Druckmitteln« in der Verhandlung mit den Betroffenen ziehen zu können. Damit wird für alle deutlich, wann eine entscheidende Grenze in der gemeinsamen Interaktion überschritten wird, nämlich die Grenze der »körperlichen Unversehrtheit«.

Folgende Maßnahmen werden als Zwangsmaßnahmen betrachtet:

- **Fixierung oder Fesselung:** Alle Maßnahmen, die zu einer mechanischen Bewegungseinschränkung eines Betroffenen führen. Dazu zählen beispielsweise auch die Verwendung von Bettgittern, Schutzdecken, Bauchgurte im Sitzen und Steckbrettern am Sitz. Aber auch die Wegnahme von Gehhilfen, Rollstühlen etc., mit dem Ziel, die Bewegungsmöglichkeiten des Betroffenen einzuschränken sind als Zwangsmaßnahmen anzusehen.
  Keine Zwangsmaßnahme ist die Fixierung eines einwilligungsfähigen Betroffenen auf dessen Wunsch, sofern die Durchführung der Maßnahme dem zuvor mit dem Betroffenen Vereinbarten entspricht. Ebenfalls keine Zwangsmaßnahme ist beispielsweise die Fixierung eines Betroffenen an einen Stuhl, sofern dieser die Fixierung selbstständig, ohne Hilfe anderer, lösen kann.
- **Isolierung in verschlossenen Zimmern:** Wird der Betroffene in einen Raum gebracht, den er ohne Hilfe Dritter nicht mehr verlassen kann, so ist dies ebenfalls eine Zwangsmaßnahme. In dem verschlossenen Raum muss unbedingt eine kontinuierliche Beobachtung und Überwachung des Isolierten gewährleistet sein.
  Auch hier gilt, dass eine Isolierung auf Wunsch des einwilligungsfähigen Betroffenen nicht als Zwangsmaßnahme anzusehen ist.
- **Medikamentenverabreichung unter unmittelbarem physischem Zwang:** Die Verabreichung eines Medikaments ist als Zwangsmaßnahme anzusehen, wenn der Betroffene unmittelbaren physischen Zwang erlebt, d.h. wenn physische Gewalt angewendet wird, um ihm das Medikament zu verabreichen. Die alleinige Anwendung von psychischem Druck, wie die Präsenz zahlreicher Personen, wird hier noch nicht als Zwangsmaßnahme gewertet. Entscheidend ist vielmehr, dass bei der Maßnahme die Körpergrenze des Betroffenen überschritten wird.

Die Anwendung von Zwangsmaßnahmen bedeutet immer eine Freiheitsentziehung und damit einen gravierenden **Eingriff in die Grundrechte** der Betroffenen.

Artikel 1 und 2 des Grundgesetzes garantieren, dass die Würde und die Freiheit jedes Menschen unantastbar sind. Ein Eingriff in diese von der Verfassung garantierten Rechte ist nur zulässig, wenn eine erhebliche und nicht abwendbare Selbstgefährdung (z. B. die unmittelbare Gefahr einer Selbsttötung oder Selbstverletzung) und/oder Fremdgefährdung (massive Bedrohung anderer Personen) besteht.

Man spricht dann von einem rechtfertigenden Notstand (§ 34 StGB), d. h., nur wenn andere Maßnahmen nicht mehr genügen, um einen drohenden Schaden abzuwenden, dürfen Zwangsmaßnahmen angewendet werden.

Die Durchführung einer Zwangsmaßnahme ist jedoch nicht nur ein rechtliches Problem. Sie ist auch immer mit einem **ethischen Konflikt** verbunden.

Einem Konflikt zwischen der Wahrung der Freiheitsrechte der Betroffenen einerseits und der Wahrung der Sicherheit des Betroffenen, der Mitpatienten/-bewohner und Mitarbeiter andererseits. Da der Eingriff in die Freiheitsrechte erheblich ist, sollte eine Zwangsmaßnahme nur dann angewendet werden, wenn keine andere Möglichkeit besteht, die Selbst- oder Fremdgefährdung abzuwenden.

Zwangsmaßnahmen können für Patienten/Bewohner traumatisierende Erfahrungen darstellen (*Pieper,* 2003) und sollten daher nur nach sorgfältigem Abwägen eingesetzt werden.

6.6.1 Eine sorgsame Abwägung ist notwendig

Die Anlässe für Zwangsmaßnahmen sind vielfältig. Leider gibt es bisher noch keine klaren Indikationen, wann eine Zwangsmaßnahme auch sinnvoll oder gar geboten ist. Vielmehr scheint es so zu sein, dass die Durchführung und Art einer Zwangsmaßnahme auch von der Tradition und Kultur einer Einrichtung beeinflusst wird (*Steinert,* 2004).

Folgende Anlässe für Zwangsmaßnahme werden beschrieben:
- Gewalttätiges Verhalten gegen Personen
- Androhung von Gewaltanwendung gegen Personen
- Bekannte schwere Gewalttätigkeit bei einer Vorbehandlung
- Sexuelle Übergriffe
- Akute Suizidalität oder angekündigter Suizid
- Unmittelbar drohende gefährliche Selbstverletzung
- Unmittelbare Gefahr einer Brandstiftung oder ähnlich gefährlicher Verhaltensweisen
- Schwere Sachbeschädigung oder deren Androhung

Kein Anlass für eine Zwangsmaßnahme ist eine vage Befürchtung, dass etwas passieren könnte oder gar das Ziel, die Arbeit zu erleichtern.

Rechtswidrig sind auch Zwangsmaßnahmen aus disziplinarischen Gründen oder aus Fehlern in der Organisation einer Station. Zwangsmaßnahmen sind immer sorgsam auf ihre rechtlichen und ethischen Konsequenzen abzuwägen, da jede Zwangsmaßnahme ein erheblicher Eingriff in die Freiheit und Würde einer Person ist.

6.6.2 Zwangsmaßnahmen müssen überlegt und koordiniert durchgeführt werden

Mitarbeiter pflegerischer Einrichtungen, die Zwangsmaßnahmen durchführen sollen, müssen regelmäßig geschult werden. Die Zwangsmaßnahme ist eine massive Intervention, die mit einer erheblichen Gefährdung für den Betroffenen verbunden ist. Dieser Gefährdung müssen sich die Mitarbeiter bewusst sein. Bevor eine Zwangsmaßnahme erwogen wird, müssen natürliche alle anderen, schonenderen Alternativen ausgeschlossen werden. Die Durchführung einer Zwangsmaßnahme muss daher auf einer sorgsamen rationalen Entscheidung basieren (*Richter,* 2004).

Die **Entscheidung** über die Durchführung einer Zwangsmaßnahme wird in der Regel im multiprofessionellen Team getroffen. Die Zwangsmaßnahme stellt immer eine Notlage dar und wird daher erst in Erwägung gezogen, wenn alle anderen Maßnahmen zur Deeskalation der Situation versagt haben. Grundsätzlich ist immer die für den Betroffenen am wenigsten bedrohliche oder einschränkende Maßnahme zu wählen. Letztendlich trifft der Arzt die Entscheidung über die Durchführung und Art der Zwangsmaßnahme.

Die **Anordnung** einer Zwangsmaßnahme darf immer nur vom zuständigen Arzt getroffen werden. Dieser muss sich auch ein eigenes Bild von der Situation vor Ort verschaffen. Nur wenn aufgrund eine akuten Gefährdung Gefahr im Verzug besteht, kann eine Fixierung oder Isolierung auch von Pflegepersonen durchgeführt werden. Nach der Fixierung oder Isolierung muss jedoch sofort eine ärztliche Anordnung, durch einen Arzt, der zu dem Patienten gerufen wird, erfolgen. Die Fixierung oder Isolierung ist so kurz wie möglich zu halten, daher sollte die Notwendigkeit der Maßnahme spätestens alle zwei Stunden überprüft werden.

Von der Anordnung einer Zwangsmaßnahme sind der zuständige Oberarzt und die Pflegedienstleitung zu **informieren**. Außerdem sollten alle an der Zwangsmaßnahme beteiligten Personen mit Namen dokumentiert werden.

Bei der Mitarbeiterschulung zur sachgerechten Durchführung von Zwangsmaßnahmen geht es vor allem darum, unkontrollierte Gewalt gegen den Patienten/Bewohner zu vermeiden. Dabei lernen die Mitarbeiter in solchen Schulungen die körperlichen Techniken zur schonenden Durchführung einer Zwangsmaßnahme, aber auch ein koordiniertes Vorgehen.

Es hat sich als sinnvoll erwiesen, für die Durchführung einer Zwangsmaßnahme einen »Leiter« oder **»Coach«** zu benennen. Dieser »Coach« hat folgende Aufgaben:

- Er spricht das gemeinsame Vorgehen zuvor mit allen »Helfern« ab und informiert sie über ihre Aufgabe und die aktuelle Situation (z. B. auch über mögliche Gefährdungen durch ansteckende Erkrankungen des Patienten/Bewohners oder bekannte Traumatisierungen).
- Er sorgt für Ordnung und Struktur in der eskalierten Situation.
- Nur er spricht mit dem Patienten/Bewohner, versucht ihn zu beruhigen und ihm das weitere Vorgehen zu erklären.
- Die »Helfer« erhalten von ihm konkrete Handlungsanweisungen, so dass auch unerfahrene Mitarbeiter Sicherheit erleben.
- Er überwacht die sachgerechte Durchführung der Zwangsmaßnahme und schreitet ein, wenn er Fehler bemerkt.
- Er löst Mitarbeiter ab, die überfordert sind.
- Er trägt die Durchführungsverantwortung für die Zwangsmaßnahme.
- Er führt direkt nach der Zwangsmaßnahme eine Nachbesprechung mit den »Helfern« durch; dabei werden die Durchführung der Zwangsmaßnahme evaluiert und mögliche Verletzungen festgehalten.
- Er dokumentiert die Zwangsmaßnahme, unter Nennung der Namen aller Beteiligten.

Dem »Coach« kommt während einer Zwangsmaßnahme folglich eine bedeutende und verantwortungsvolle Aufgabe zu. Daher ist sorgfältig auszuwählen, welcher Mitarbeiter diese Funktion übernimmt. Idealerweise einigen sich die anwesenden Mitarbeiter auf eine Person, die über genügend Erfahrung in Krisensituationen verfügt und sich in der aktuellen Situation am sichersten fühlt.

Bei der Auswahl des »Coach« ist zu überlegen, auf wen der Patient/Bewohner wie reagieren wird. Eine Zwangsmaßnahme kann die Beziehung zwischen Patient/Bewohner und Mitarbeiter nachhaltig stören.

Es ist daher zu überlegen, ob die Aufgabe des »Coach« auf eine stationsfremde Person zu übertragen ist. Bei dem behandelnden Arzt oder der Bezugsperson kann es zu Schuldzuweisungen usw. kommen. Andererseits kann es sein, dass ein Mitarbeiter einen guten Kontakt zum Betroffenen hat und es eventuell dadurch möglich ist, die Zwangsmaßnahme doch noch zu umgehen.

6.6.2.1 Vorbereitung

Bei der Vorbereitung einer Zwangsmaßnahme sind folgende Aspekte zu beachten:
- Die Zwangsmaßnahme muss zuvor im interprofessionellen Team besprochen werden (außer bei einer akuten Notlage).
- Mitarbeiter A betreut den sich oder andere gefährdenden Patienten/Bewohner mit dem Ziel einer Deeskalation der Situation.
- Mitarbeiter B organisiert »Helfer« und verständigt den zuständigen Arzt.
- Andere Patienten/Bewohner oder Besucher werden aufgefordert, den Raum zu verlassen.
- Die helfenden Mitarbeiter werden über das Vorgehen und die aktuelle Situation durch B informiert. Mitarbeiter B oder einer der hinzugerufenen Mitarbeiter übernimmt die Aufgabe des »Coach«.
- Die Vorgehensweise und die Aufgabenverteilung müssen festgelegt werden, z.B. wer hält welche Extremität des Betroffenen, wer schließt die Fixiergurte?
- Die Mitarbeiter sollten alle Dinge, die eine Verletzungsgefahr für sich oder andere darstellen könnten, ablegen (also z.B. Schmuck, Uhr, Brille).
- Der Isolierraum, das Fixierbett oder eine eventuelle Medikation müssen vorbereitet sein. Verantwortlich hierfür ist der »Coach«.
- Gefährliche Gegenstände, wie Flaschen, Tassen oder Pflanzen, müssen weggestellt werden. Für die Durchführung der Maßnahme sollte Bewegungsraum vorhanden sein, um Verletzungen zu vermeiden.
- Mitarbeiter A übergibt die Betreuung des Patienten/Bewohners an den »Coach«.
- Der »Coach« informiert den Betroffenen über die stattfindende Maßnahme und erläutert die Gründe (auf Sicherheitsabstand achten)
- Die Mitarbeiter stehen hinter dem »Coach« und greifen auf seine Anweisung in die Situation ein.

6.6.2.2 Durchführung

Bei der Durchführung einer Zwangsmaßnahme ist auf Folgendes zu achten:
- Die Würde des Patienten/Bewohner ist gewahrt.
- Der Patient/Bewohner erleidet keinen Schaden.
- Der Patient/Bewohner kann sich mitteilen, seine Bedürfnisse werden berücksichtigt.
- Die Sicherheit für alle ist gewährleistet.
- Die individuelle Betreuung erfolgt zuverlässig und kontinuierlich.

Ist die Entscheidung über eine Zwangsmaßnahme getroffen, dann sollte nicht mehr darüber diskutiert werden. Jetzt kommt es vielmehr darauf an, die Maßnahme koordiniert und sicher und vor allem unter der Wahrung der Würde des Betroffenen durchzuführen. Wenn möglich sollte der Betroffene aufgefordert werden, Gegenstände, die eine Verletzungsgefahr darstellen können, wie z.B. Schmuck, Haarspangen, Brille, Feuerzeug, Uhr, einengende Kleidungsstücke usw., abzulegen.

Falls dies in der akuten Notsituation nicht mehr möglich ist, muss dies während der Durchführung der Maßnahme durch den »Coach« erfolgen.

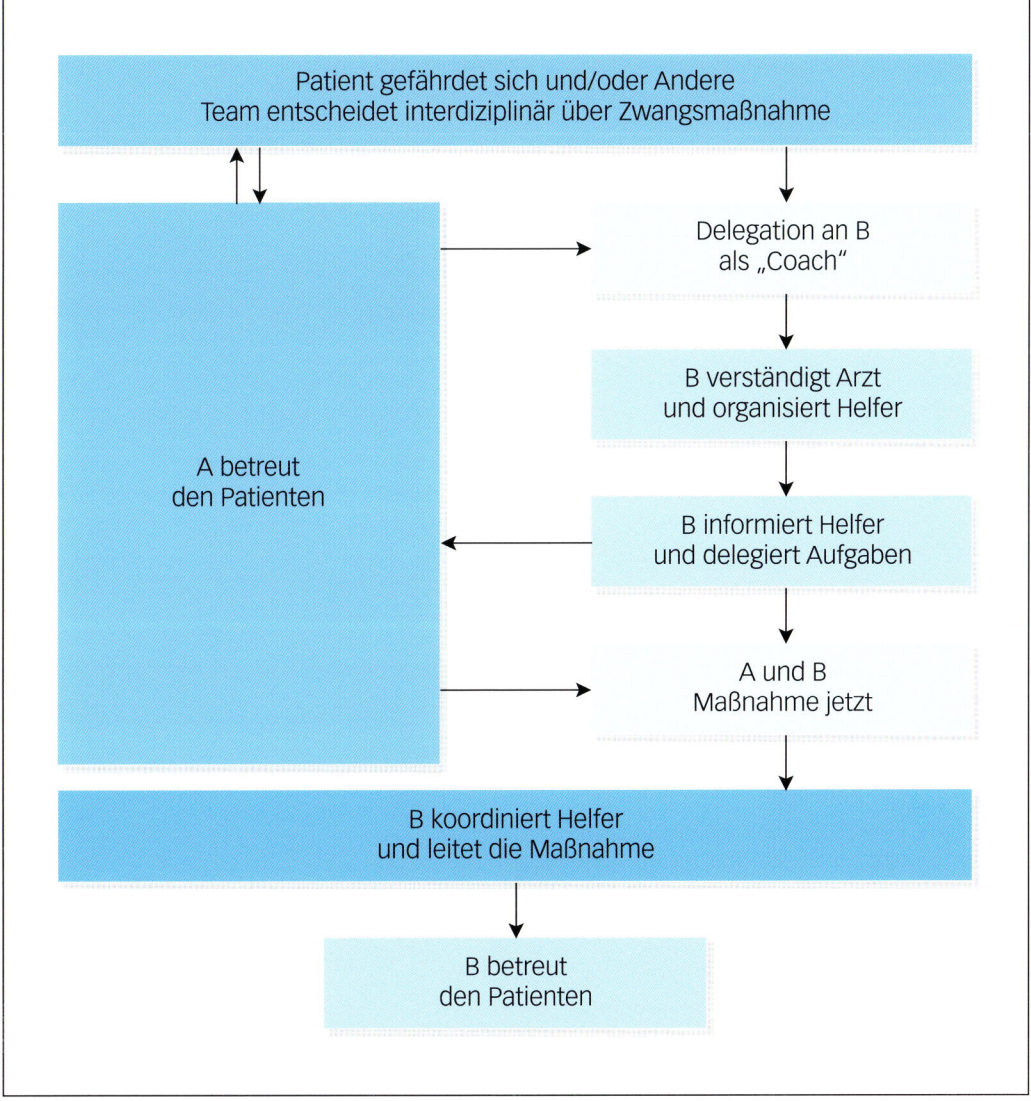

Abb. 4: Ablauf einer Zwangsmaßnahme (in Anlehnung an *Enneper,* 2006).

Tipp:
Erstellen Sie für Ihre Station einen Ablaufplan für die Durchführung von Zwangsmaßnahmen. In diesem sollten das genaue Vorgehen, Telefonnummern und die Zuordnung der Verantwortlichkeiten beschrieben werden.

Der »Coach« übernimmt auch die Betreuung des Patienten/Bewohners, bis er sie an einen anderen Mitarbeiter delegiert. Grundsätzlich muss, während der Zwangsmaßnahme, immer ein Mitarbeiter für den Betroffenen verantwortlich sein.

Die **Verantwortlichkeit** umfasst folgende Punkte:
- 1:1-Betreuung (Sitzwache!)
- Selbst- und fremdgefährdende Gegenstände wie Messer, Feuerzeug, Glas und Porzellan aus dem Patientenzimmer entfernen.
- Auf die Bedürfnisse (Trinken, Essen, Ausscheiden, Schlafen, Ruhe) des Patienten/Bewohners achten und eingehen.
- Ein- und Ausfuhrkontrolle.
- Wahrung der Intimsphäre.
- Auf eine ruhige Atmosphäre achten.
- Mit dem Patienten/Bewohner im Gespräch bleiben, versichern, dass man sich um ihn kümmert.
- Besuche müssen individuell abgesprochen werden, dabei ist auf die Würde des Patienten/Bewohners zu achten. Außerdem müssen die Besuche dokumentiert werden.
- Information des Patienten/Bewohners bezüglich der voraussichtlichen Dauer der Maßnahme.
- Mit dem Patienten/Bewohners die Voraussetzungen für die Aufhebung der Fixierung besprechen.

6.6.2.3   Dokumentation

Eine Zwangsmaßnahme muss immer ausführlich dokumentiert werden. Eine umfassende Dokumentation beinhaltet folgende Punkte:
- Ärztliche Anordnung
- Verantwortliche Personen (z. B. »Coach«)
- Namen aller beteiligten Personen
- Zeit und Datum der Durchführung
- Begründung für die Maßnahme und Ereignisse im Vorfeld
- Dauer der Maßnahme (Überprüfungszeitpunkt!)
- Beschreibung der Durchführung der Zwangsmaßnahme
- Für die Überwachung der Maßnahme verantwortlicher Mitarbeiter

6.6.2.4   Nachbesprechung

Alle erfolgten Zwangsmaßnahmen sollten sowohl im Team als auch mit den Betroffenen selbst nachbesprochen werden. Die Gründe, die zur Anwendung der Zwangsmaßnahme geführt haben, die Überlegungen im Team dazu und die möglichen Alternativen sollten ebenso Inhalte solcher Gespräche sein, wie das individuelle Erleben der Situation.

Die Vorgehensweise für künftige ähnliche Situationen kann hierbei abgeklärt werden (*Pieters* 2003). Entlastend kann sich für die Patienten/Bewohner die Betonung des Krankheitsaspekts auswirken.

Nach einer besonders massiven Eskalation sollte eine Stationsversammlung durchgeführt werden, um die Patienten/Bewohner über die Situation, unter Wahrung der Schweigepflicht und Würde des fixierten Betroffenen, zu informieren und ihnen die Möglichkeit zu geben, ihre Empfindungen zu äußern.

Unter Umständen ist es auch sinnvoll, mit einigen Patienten/Bewohnern bzw. den Angehörigen des Betroffenen entlastende Einzelgespräche zu führen. Im interdisziplinären Stationsteam sollte ebenfalls eine Nachbesprechung durchgeführt werden.

6.6.3 Besonderheiten bei einer Fixierung (Fesselung)

Unter einer Fixierung versteht man jede mechanische Bewegungseinschränkung eines Patienten/Bewohners. Dies ist immer ein schwer wiegender Eingriff in die Grundrechte der Freiheit und Würde eines Menschen und darf daher nur durchgeführt werden, wenn eine Eigen- oder Fremdgefährdung durch den Patienten/Bewohner auf andere Weise nicht abgewandt werden kann. Bis kurz vor der Durchführung, muss es möglich sein, von der Fixierung Abstand zunehmen, falls sich der Betroffene beruhigt hat. Während der Durchführung selbst wird der Sinn und Zweck der Maßnahme nicht diskutiert.

Bei einer Fixierung wird der Betroffene an allen vier Extremitäten festgebunden, zusätzlich wird immer ein Bauchgurt angelegt. Ziel der Fixierung ist die akute Abwehr einer Gefahr für Leben und Gesundheit von Personen. Der Betroffene darf in der Fixierung keinen zusätzlichen Schaden erleiden.

Durchführung der Fixierung:
- Koordination durch den »Coach«.
- Bett ist vorbereitet: Gurte sind offen und am Bett fixiert, Verschlüsse sind alle vorhanden, demontierbare Teile möglichst abnehmen, Bremse ist fixiert und das Bett ist von allen Seiten zugänglich.
- Die Fixierung wird möglichst von gleichgeschlechtlichten Mitarbeitern durchgeführt.
- Falls die Fixierung gegen den Widerstand des Patienten/Bewohners durchgeführt werden muss, wird abgesprochen, wer welches Körperteil festhält.
- Die beteiligten Mitarbeiter legen zusätzliche Verletzungsmöglichkeiten, wie Brille, Uhr, Schmuck, Halstuch, Namensschild, zuvor ab.
- Die Fixierung selbst erfolgt zügig und koordiniert.
- Anschließend überprüft der »Coach« die Fixierung. Bei einer zu lockeren Fixierung besteht für den Patienten/Bewohner eine Verletzungsgefahr, ebenso bei einer zu festen (Druckläsionen).
- Nach der Fixierung wird der Betroffene gründlich auf gefährliche Gegenstände untersucht (Feuerzeug, Messer, Brille, Gürtel).
- Die Fixierung wird unmittelbar nach ihrer Durchführung mit allen Beteiligten durchgesprochen. Die Koordination des Ablaufs wird evaluiert und mögliche Verletzungen oder Betroffenheiten der Helfer erfragt.
- Falls es zu körperlicher Gewalt kam, wird der Patient/Bewohner auch auf mögliche Verletzungen untersucht.
- Die Fixierung wird mit den Namen aller Beteiligten dokumentiert.

6.6.4 Besonderheiten bei einer Isolierung

Bei der Isolierung wird der Betroffene in ein Einzelzimmer eingesperrt. Sie stellt, wie die Fixierung, einen schwer wiegenden Eingriff in die Würde und Freiheit des Betroffenen dar und darf daher nur bei einer besonderen Gefahr für Leben und Gesundheit einer Person angewandt werden.

Zuvor sollten alle anderen Maßnahmen zur Deeskalation der Situation versucht werden. Eine Isolierung schafft für den Patienten/Bewohner eine reizarme Situation, was zu seiner Beruhigung beitragen kann. Oft wird die Isolierung von Mitarbeitern bevorzugt, da sie als weniger einschneidend angesehen wird. Der Betroffene verfügt im Isolierraum über eine beschränkte Bewegungsmöglichkeit, die ihm bei der Fixierung genommen wird. Gleichzeitig hat er während der Isolierung nur eingeschränkte Kontaktmöglichkeiten, während er während einer Fixierung eine ständige 1:1-Betreuung erfährt.

Bisher gibt es keine Untersuchungen, welche der beiden Zwangsmaßnahmen für den Patienten/Bewohner besser ist. Die oben genannten Überlegungen sollten jedoch bei der Entscheidung für eine der beiden Maßnahmen berücksichtigt werden.

Achtung!
Bei suizidgefährdeten oder autoaggressiven Patienten/Bewohnern muss die Indikation zur Isolierung strengstens überprüft werden.

Hinsichtlich der räumlichen Gegebenheiten sind bei einer Isolierung folgende Aspekte zu beachten:
- Um den erregten Patienten/Bewohner nicht zusätzlich mit optischen Reizen zu überfluten, sollte der Isolierraum reizarm eingerichtet sein. Als Wandfarbe eignen sich helle, gedeckte Farben am besten. Die Wände sollten bei eventueller Verschmutzung abwaschbar sein.
- Der Raum sollte über keine Steckdosen und Lichtschalter verfügen, da sich der Betroffene damit gefährden könnte.
- Zum Schutz des Patienten/Bewohners müssen auch Heizkörper überbaut oder sicher abgedeckt sein.
- Fenster sollten bruchsicher sein und keine Sicht von außen nach innen ermöglichen. Trotzdem sollte der Patient/Bewohner nach draußen sehen können.
- Das Mobiliar sollte auf das Notwendigste beschränkt sein und keine Verletzungsmöglichkeiten bieten. Decken und Matratzen (Sportmatte) müssen aus schwer entflammbarem, reißfestem Material bestehen.
- Urinflaschen und Bettpfannen sollten aus Kunststoff bestehen.
- Auch Trinkgefäße, Geschirr und Besteck sollten aus bruchsicherem Kunststoff bestehen. Kein Einmalgeschirr verwenden, da auch hier zumindest Selbstverletzungen möglich sind.
- Bettbezüge und Kissenbezüge können leicht zerrissen und zu Strangulationsversuchen missbraucht werden. Sie dürfen in Isolier-/Fixierräumen nicht verwendet werden.
- Der Isolierraum sollte über eine Uhr verfügen (zeitliche Orientierung).
- Hilfreich ist es auch, wenn der Betroffene sich an einer bruchsicheren Wandtafel beschäftigen bzw. seine Gedanken aufschreiben kann.

- Der Isolierraum muss eine kontinuierliche Überwachung des Betroffenen ermöglichen (Kamera oder Sichtfenster). Dabei müssen alle Winkel des Raumes einsehbar sein.
- In der Wand versenkte Klingelknöpfe werden vor allem bei isolierten Patienten/Bewohner dazu benötigt, um auf sich aufmerksam zu machen.

Ansonsten entspricht das Vorgehen den unter 6.6.2 und 6.6.3 genannten Aspekten.

6.6.5 Besonderheiten einer Zwangsmedikation

Freiheitsentziehende Zwangsmaßnahmen werden häufig mit einer Zwangsmedikation kombiniert. Eine Zwangsmedikation kann aber auch ohne freiheitsentziehende Maßnahmen erfolgen.

Eine Zwangsmedikation ist die Gabe eines Medikaments gegen den physischen Widerstand des Betroffenen. Für sie gelten dieselben Indikationen wie für andere Zwangsmaßnahmen, da auch hier ein schwerer Eingriff in die Würde und Unversehrtheit der Person vorliegt. Bei der Durchführung einer Zwangsmedikation sind folgende Punkte zu beachten:

- Eine Zwangsmedikation bedarf immer der schriftlichen Anordnung durch einen Arzt und sollte mit den Mitarbeitern der Station abgesprochen werden.
- Um dem Betroffenen die Entscheidungsmöglichkeit für eine Vermeidung der Zwangsmedikation zu geben, ist zusätzlich zur Injektion immer auch eine orale Medikation vorzubereiten.
- Die Rollen, der an der Maßnahme beteiligten Personen, sind vor der Durchführung zu klären. Hierbei ist ebenfalls ein »Coach« zu benennen.
- Mitpatienten/-bewohner sollten, wenn immer möglich, nicht zuschauen können. Die Medikation sollte daher unter Wahrung der Intimsphäre in einem Zimmer erfolgen.
- Der Betroffene muss über die Durchführung der Medikation zuvor informiert werden, dabei sollte die Medikation selbst nicht diskutiert werden.
- Dem Betroffenen wird zunächst die orale Medikation angeboten, verweigert er diese, erfolgt die intramuskuläre Injektion des Medikaments.
- Bei intramuskulärer Injektion darf der Betroffene nicht verletzt werden, ggf. muss er festgehalten werden.
- Bei oraler Medikation ist die Einnahme sicher zu stellen, ggf. muss die Mundhöhle inspiziert werden.
- Nach Verabreichung der Medikation erfolgt eine enge Betreuung und Beobachtung des Patienten/Bewohners.
- Falls körperliche Gewalt angewendet werden muss, ist der Betroffene auf eventuelle Verletzungen zu untersuchen.

6.6.6 Zwangsmaßnahmen müssen ausführlich dokumentiert werden

Die Dokumentation von Zwangsmaßnahmen trägt zur Qualitätssicherung in der Pflege bei und sollte daher sorgfältig durchgeführt werden. Der hier dargestellte Bogen zur Anordnung und Dokumentation von Zwangsmaßnahmen wurde im »Arbeitskreis zur Prävention von Gewalt und Zwang in der Psychiatrie« *(www.arbeitskreis-gewaltpraevention.de)* entwickelt und mit einem Vertreter aus dem baden-württembergischen Sozialministerium überarbeitet.

Auf Seite 73 ist das vom »Arbeitskreis zur Prävention von Gewalt und Zwang in der Psychiatrie« entwickelte Formular für die Anordnung und Dokumentation von Zwangsmaßnahmen dargestellt.

1. Grundsätzliches

Das Formular dient der Dokumentation sowohl der Anordnung (ärztliche Verantwortung) als auch der Durchführung (pflegerische Verantwortung) von Zwangsmaßnahmen.

Unter Zwangsmaßnahmen werden freiheitsentziehende Maßnahmen verstanden, wie Isolierung, die unterschiedlichen Formen der Fixierung einschließlich so genannter »Schutzmaßnahmen« (z. B. bei verwirrten Patienten/Bewohnern) und die Medikamentenverabreichung unter unmittelbarem physischem Zwang (entscheidend für letzteres ist, dass die Körpergrenze des Betroffenen überschritten wird, um den Widerstand gegen eine Medikamenteneinnahme zu überwinden, z. B. der Arm für eine parenterale Medikamentengabe festgehalten wird. Eine allein durch Ausübung äußeren Drucks, z. B. die Präsenz zahlreicher Personen, erzwungene Medikamenteneinnahme wird in diesem Zusammenhang dagegen *nicht* als Zwangsmedikation gewertet).

2. Datenschutz und Auswertung

Nur das erste Blatt wird mit einem Patienten-/Bewohnerdaten-Aufkleber versehen und verbleibt in der Krankengeschichte. Das zweite Blatt (Durchschlag) ist folglich ohne Namen und wird einrichtungsintern zur Auswertung gesammelt. Hierbei ist die Stationszuordnung von Interesse. Deshalb soll die Station neben dem Aufkleber noch einmal handschriftlich eingetragen werden.

3. Anordnung der Maßnahme

Die Anordnung erfolgt durch eine Ärztin/einen Arzt in Abschnitt A bis D und wird abschließend mit Unterschrift dokumentiert.

Abschnitt C (kurze Beschreibung der konkreten Situation) dient dazu, Angemessenheit und Verhältnismäßigkeit der Maßnahme plausibel zu machen und die Intensität der Überwachung anzuordnen. Ggf. kann dazu die Rückseite des ersten Blattes benutzt werden.

Eine Verlängerung der Maßnahme über den bei der ersten Anordnung festgesetzten Zeitraum hinaus wird durch die Angabe der Dauer der Verlängerung und eine zusätzliche Unterschrift des anordnenden Arztes in Abschnitt D dokumentiert. Durch Verlängerung darf die maximal mit einem Formular festzulegende Fixierungszeit/Isolierungszeit von 24 Stunden nicht überschritten werden. Reicht im Einzelfall eine Zeit von 24 Stunden nicht aus, muss für die Fortführung der Maßnahme ein neues Formular ausgefüllt werden.

Anordnung und Dokumentation von Zwangsmaßnahmen

Name:

(kleiner Aufkleber)

Station

1. Geburtstag

2. Geschlecht **1** = männlich **2** = weiblich

3. Aufnahmedatum

4. Diagnose nach ICD 10

F

F

A. Art, Beginn und maximale Dauer der Maßnahme

5. ☐ Fixierung   8. ☐ Sonstige   **Beginn:** _____   ☐ einmalig

6. ☐ Isolierung   **Max. Dauer:** _____   ☐ intermittierend

7. ☐ Medikation mit phys. Zwang   (der einzelnen Maßnahme)

Anordnung für max. eine Woche und nur bei absehbar identischem Anlass

B. Begründung der Maßnahme

9. ☐ Bedrohliches Verhalten   12. ☐ Drohende Selbstbeschädigung   15. ☐ Sonstiges, bitte erläutern

10. ☐ Sachbeschädigung   13. ☐ Selbstgefährdung (z. B. Sturz, Delir)   _____

11. ☐ Tätlichkeiten gegen Personen   14. ☐ Selbstbeschädigung   _____

C. Kurze Beschreibung der konkreten Situation –
Gefahr, Maßnahme, Verhältnismäßigkeit, Überwachung ggf. Rückseite benutzen

D. Rechtsgrundlage des Aufenthalts

16. ☐ Freiwillig   17. ☐ Fürsorgl. Zurückhaltung   18. ☐ UBG   19. ☐ BGB

20. ☐ § 63 StGB   21. ☐ § 64 StGB   22. ☐ Justizvollzug   23. ☐ § 126 a StPO   24. ☐ 81 StPO

Anordnung: Unterschr. Arzt _____   **Verlängerung bis:** _____ Unterschr. Arzt _____

Verlängerung bis: _____ Unterschr. Arzt _____   **Verlängerung bis:** _____ Unterschr. Arzt _____

E. Durchführung der Maßnahme (Einzelmaßnahme maximal 24 Stunden)

Beginn der Maßnahme			Ende der Maßnahme			Summe
Tag/Monat/Jahr	Stunde/Minute	HZ	Tag/Monat	Stunde/Minute	HZ	Stunde/Minute
Tag/Monat/Jahr	Stunde/Minute		Tag/Monat	Stunde/Minute		Stunde/Minute

Zur Kenntnis genommen: **Komplikationen:** 25. ☐

OA/PDL _____ Datum _____   ja: _____

Abb. 5: Anordnung und Dokumentation von Zwangsmaßnahmen.

Grundsätzlich ist zu entscheiden, ob eine **Einzelmaßnahme** oder eine »*intermittierende*« **Maßnahme** angeordnet wird.

Die Möglichkeit, intermittierende Maßnahmen anzuordnen, wurde vorgesehen, um den Dokumentationsaufwand bei absehbar sich wiederholenden Anlässen für die jeweilige Maßnahme (in der Regel »Schutzmaßnahmen«, z. B. Sturzprophylaxe in der Gerontopsychiatrie oder Schutz vor Verletzungen bei Patienten/Bewohnern mit anders nicht beeinflussbaren autoaggressiven Tendenzen) zu reduzieren.

Auch die Sicherung durch einen Bauchgurt gilt in diesem Zusammenhang als Fixierung. Die Indikation für »intermittierende« Maßnahmen soll streng gestellt werden und erst dann, wenn mindestens eine gleichartige Einzelmaßnahme zuvor angeordnet wurde.

Spätestens nach einer Woche oder sieben einzelnen Maßnahmen im Rahmen der angeordneten intermittierenden Maßnahmen ist eine neue Anordnung erforderlich, ebenso dann, wenn sich ein abweichender Anlass für die entsprechende Maßnahme ergibt.

4. Durchführung der Maßnahme

Hier wird die tatsächliche Dauer der durchgeführten Maßnahmen dokumentiert. Sie kann auch kürzer sein als die maximal angeordnete Dauer. Jede Einzelmaßnahme soll zum Beginn und Ende von einer verantwortlichen Person abgezeichnet (Rubrik HZ) werden. Die verantwortliche pflegerische oder ärztliche Leitung der einzelnen Behandlungseinheit zeichnet am Ende die Kenntnisnahme des Vorgangs ab.

Für die ärztliche und pflegerische Überwachung und für die Durchführung der Maßnahme können ggf. für die jeweiligen Einrichtungen/Zentren ausgearbeitete Dienstanweisungen oder Durchführungsbestimmungen (z. B. Fixierungen nur mit Sitzwache, Anordnungen zur Häufigkeit ärztlicher Kontrollen etc.) zum Zuge kommen. Einzelheiten zu evtl. auftretenden Komplikationen der Maßnahme können auf der Rückseite des ersten (in der Krankenakte verbleibenden) Blattes dokumentiert werden.

7   Reden Sie darüber

Überblick

Jedes aggressive oder gewalttätige Verhalten und jede Zwangsmaßnahme stellt eine große Belastung für alle Beteiligten dar. Daher ist es unbedingt notwendig, solche Ereignisse im Team aufzuarbeiten.

Jedes aggressive Ereignis kann auch als Lernfeld benutzt werden, indem man nachträglich versucht, die Situation zu verstehen und das eigene Vorgehen einer kritischen Überprüfung, allerdings ohne Schuldzuweisung, zu unterziehen. Unabdinglich ist eine ausführliche Dokumentation der Ereignisse.

Manchmal wird es auch notwendig sein, eine professionelle Beratung und Unterstützung für möglicherweise traumatisierte Mitarbeiter anzubieten.

Eine Zwangsmaßnahme oder ein aggressiver Übergriff eines Patienten/Bewohners auf einen Mitarbeiter kann für die Betroffenen ein traumatisches Ereignis darstellen. Es ist daher sehr wichtig, solche Ereignisse nicht zu übergehen, sondern zu thematisieren, was wie und warum passiert ist, wie sich die Betroffenen fühlen, welche Bedürfnisse sie haben und wie man in Zukunft solche Vorkommnisse vermeiden kann.

Nachbesprechungen sollten mit allen in den Vorfall involvierten Personen erfolgen: mit den betroffenen Patienten/Bewohnern und deren Mitpatienten, mit den involvierten und betroffenen Mitarbeitern, sowie mit dem Team als Ganzem. Nach Möglichkeit sollte geklärt sein, welche Personen für welche Nachbesprechung zuständig sind.

In Anlehnung an *Ketelsen & Pieters* (2004) sind folgende Ziele von Nachbesprechungen zu nennen:
- Nachträgliches Verständnis für die Situation und das Ausräumen von möglichen Missverständnissen.
- Die kritische Überprüfung, ob das Vorgehen in der akuten Situation angemessen war.
- Kritische Reflexion der Wirksamkeit bisheriger präventiver Behandlungsstrategien.
- Behandlungsstrategien für Situationen erörtern, in denen sich eine aggressives Verhalten des Patienten/Bewohners anbahnt.
- Emotionale Entlastung für alle Beteiligten.

Die Nachbereitung von Zwangsmaßnahmen und aggressiven Übergriffen hat letztlich auch einen präventiven Charakter, da durch die Analyse des vorgefallenen Ereignisses Strategien zur Vorbeugung künftiger ähnlicher Situationen erarbeitet werden können (*Ketelsen & Pieters*, 2004).

7.1 Aggression und Gewalt müssen gut dokumentiert werden

Der Fragebogen SOAS-R (*Staff Observation Aggression Scale – Revised*) von *Nijman et al.* (1999) misst die Häufigkeit, Schwere und Art aggressiven Patientenverhaltens bei stationären psychiatrischen Patienten/Bewohnern. Der Bogen lässt sich leicht und schnell ausfüllen (maximal fünf Minuten) und ist daher auf Stationen gut einsetzbar. Der Bogen wird von Mitarbeitern ausgefüllt, die Zeuge eines aggressiven Verhaltens waren.

Die SOAS-R hat fünf Dimensionen:
1. Auslöser der Aggression,
2. benutzte Hilfsmittel,
3. Ziel der Aggression,
4. Konsequenz(en) für das (die) Opfer und
5. Maßnahme(n) um Gewalt zu stoppen.

Der höchste markierte Wert jeder Spalte wird verwendet, um einen Summenwert über alle 5 Spalten zu berechnen. Dieser Summenwert gibt Auskunft über den Schweregrad des Vorfalls und kann von 0 bis 22 reichen:
Summenwert von 0–7:   leichter Vorfall
Summenwert von 8–15:   mittelschwerer Vorfall
Summenwert von 16–22:   schwerer Vorfall.

Im Folgenden ist eine deutsche Übersetzung der SOAS-R dargestellt (siehe Abbildung auf Seite 77). Im Kopfbereich des Formulars wurden Ergänzungen gegenüber der englischen Version gemacht.

7.2 Mit »Tätern« sprechen

Jede Zwangsmaßnahme sollte sowohl im Team als auch mit dem Betroffenen selbst nachbesprochen werden. Die Besprechung mit dem Betroffenen sollte erfolgen, sobald sein Zustand dies zulässt. Das Gespräch sollte nach Möglichkeit vom Dienst habenden Mitarbeiter geführt werden, später dann auch von der Bezugspflegekraft bzw. dem zuständigen Therapeuten. Im weiteren Behandlungsverlauf sollte immer auch darauf geachtet werden, ob sich beim Betroffenen Symptome einer Posttraumatischen Belastungsstörung zeigen.

Themen der Nachbesprechung einer Zwangsmaßnahme sollten sein:
- Gründe für die erfolgte Zwangsmaßnahme,
- Überlegungen im Team dazu,
- Mögliche Alternativen zur Zwangsmaßnahme,
- Einigung über das Vorgehen in künftigen ähnlichen Situationen,
- Deeskalationsversuche von Seiten des Teams

Entscheidend für jede Nachbesprechung ist, dass die betroffenen Patienten/Bewohner einen ausreichend Raum erhalten, um im Rahmen des Gesprächs das Geschehene aus ihrer Sicht und aus ihrem Erleben heraus zu beschreiben (*Pieters,* 2003).

1. Auslöser der Aggression

Item	Score
Keine nachvollziehbare Provokation	1
Provoziert:	
durch andere(r) Patient(en)	0
Bei der Hilfe bei den ATL's	0
Patienten wurde etwas verwehrt	0
Pflegeperson wünschte Medikamenteneinnahme	2
Andere (welche?)	0

2. benutzte Hilfsmittel

Item	Score
Verbale Aggression	0
Gewöhnliche Gegenstände:	
Stuhl/Stühle	1
Glas-(waren)	1
Andere (welche?)	1
Körperteile	
Hand (schlagen, boxen)	2
Fuß (treten)	2
Zähne (beißen)	2
Andere (welche?)	2
Gefährliche Gegenstände oder Methoden:	
Messer	3
Strangulieren	3
Andere (welche?)	3

3. Ziel der Aggression

Item	Score
Nichts bzw. niemand	0
Gegenstand/-stände	1
Andere(r) Patient(en)	2
Patient selbst	3
Mitarbeiter Wenn ja, welche?	3
☐ Pflegeperson ☐ Arzt/Psychologe ☐ Sonstige Therapeuten ☐ Reinigunskraft	
Andere Person(en)	4

4. Konsequenz(en) für das/die Opfer

Item	Score
Keine	0
Gegenstände:	1
beschädigt	2
	3
Personen:	3
fühlten sich bedroht	6
infolgedessen Schmerz <10 min	9
infolgedessen Schmerz >10 min	9
sichtbare Verletzung	9
infolgedessen behandlungsbedürftig	9
behandlungsbedürftig durch einen Arzt	9

5. Maßnahme(n) um Gewalt zu stoppen

Item	Score
Keine	0
Gespräch mit dem Patienten	
ruhig weggeführt	0
Medikament p. o. verabreicht	2
Parenterale Medikamentenverabreichung	2
unter Krafteinsatz festgehalten	4
in einem geschlossenen Raum isoliert	4
Fixierung des Patienten	4
Andere Maßnahmen:	2

Abb. 6: Deutsche Übersetzung der SOAS-R (nach *Nijman* et al., 1999).

Patienten/Bewohner sollen die Möglichkeit erhalten, über ihre Gefühle zu reden, darüber wie sie aus ihrer Sicht einen aggressiven Vorfall und/oder eine Zwangsmaßnahme erlebt haben. Vor allem Gefühle von Angst, Hilflosigkeit und Macht (*Ketelsen & Pieters, 2004*) werden von Patienten/Bewohner häufig berichtet.

Dies unterstützt sie darin, die u. U. traumatischen Erfahrungen während der Behandlung zu verarbeiten und sie in einen Sinn ergebenden Zusammenhang zu stellen. Die Patienten/Bewohner sollten sich im Gespräch nicht in ihrer Würde herabgesetzt fühlen (*Spengler, 2004*). Dazu kann auch beitragen, im Gespräch den Krankheitsaspekt des Verhaltens, das zur Zwangsmaßnahme führte, zu verdeutlichen.

Nach Möglichkeit sollte eine Verabredung getroffen werden – und diese kann eventuell auch schriftlich festgehalten werden (Behandlungsvereinbarung) – wie mit zukünftigen ähnlichen Situationen zu verfahren sein wird.

Die Patienten/Bewohner sollten zudem über rechtliche Aspekte aufgeklärt werden wie z. B. Notwehr (§ 32 StGB) und Rechtfertigender Notstand (§ 34 StGB) (siehe »Leitfaden zur Nachbesprechung von auto- und fremdaggressivem Verhalten«: Zentrum für Psychiatrie und Psychotherapeutische Medizin Gilead, Bielefeld). Kam es zu einer massiv eskalierten Situation, sollte auch daran gedacht werden, eine offene Patientenrunde einzurichten (*Pieters, 2003*).

7.3   Sich im Team Gedanken machen

Im Teamgespräch sollte besprochen werden, ob Frühwarnzeichen übersehen wurden und ob auf Frühwarnzeichen angemessen reagiert wurde. Es sollte diskutiert werden, welche Deeskalationsmöglichkeiten es gegeben hätte, die aber nicht eingesetzt wurden. Ein Behandlungsplan für ähnliche Situation sollte erarbeitet werden.

Nach schweren Übergriffen besteht die Gefahr, zu rigide und kontrollierend mit den Patienten/Bewohnern umzugehen bzw. den Kontakt zu jenen zu meiden, die Angst auslösen (*Ketelsen & Pieters, 2004*). Im Team sollte gemeinsam darauf geachtet werden, dass dies nicht geschieht.

Für die Aufarbeitung aggressiver Übergriffe im Team kann auch eine kollegiale Beratung hilfreich sein (*Veith, 2002*). Die kollegiale Beratung ist ein systematisches Beratungsgespräch für Gruppen, die einem sehr strukturierten Ablauf folgt (siehe Tabelle 6). Durch die vorgegebene Struktur können Gruppen und Teams diese Beratungsform relativ einfach nutzen, ohne einen Supervisor beauftragen zu müssen. Die kollegiale Beratung ist ein berufsbezogenes Selbsthilfeverfahren. Im Rahmen einer kollegialen Beratung kann ein Team schwierige Arbeitssituationen praxisnah reflektieren. In dem gemeinsamen Lernprozess werden Anregungen für einen professionellen und hilfreicheren Umgang mit aggressivem Verhalten erarbeitet (*Herwig-Lempp, 2004*).

Die Teilnahme an einer kollegialen Beratung ist freiwillig und alle Teilnehmer sind gleichwertig. Eine vertrauensvolle Beziehung der Teilnehmer untereinander erleichtert den Beratungsprozess. Es geht nicht darum, dass die erfahrenen Kollegen den anderen sagen, wie sie es machen können. Vielmehr zielt die Methode auf die gegenseitige Unterstützung zur Weiterentwicklung der professionellen Handlungskompetenz aller Teilnehmer.

Ein Durchgang dauert, je nach Gruppengröße, etwa 60 Minuten. Nachdem die Moderation festgelegt wurde, berichten zunächst die Kollegen, die das aggressive Ereignis oder eine andere für sie schwierige Situation erlebt haben, von ihren Erlebnissen. Die anderen Teammitglieder stellen Fragen, geben jedoch keine Ratschläge. Es geht zunächst darum, ein möglichst vollständiges Bild von der Situation zu erhalten. Ein Verständnis für die Situation der Falleinbringer. Anschließend sagen die Falleinbringer, was für sie das Ziel der Beratung ist oder welche Frage sie an ihre Kollegen haben.

Danach erzählen die Teammitglieder von ihren Eindrücken, Gefühlen und Vermutungen. Sie sprechen miteinander, so als ob die Falleinbringer gar nicht da wären. Dabei versetzen sie sich auch in die Situation des aggressiven Patienten und anderer beteiligter Personen. Sie versuchen, deren Gefühle und Bedürfnisse zu verstehen. Die Falleinbringer hören dabei nur zu. Hier ist es, wie im ganzen Verfahren sehr wichtig, dass nicht miteinander diskutiert wird, da eine Diskussion das freie Denken behindert und damit auch die Lösungsfindung beeinträchtigen kann.

Nach diesen Überlegungen und Vermutungen erhalten die Falleinbringer nochmals die Möglichkeit zu einer Stellungnahme. Diese wird wieder nicht diskutiert. Vielmehr gehen die Teammitglieder, die als Berater fungieren, danach dazu über, mögliche Lösungen und Handlungsalternativen für die geschilderte Situation zu entwickeln. Der Moderator kann diese Lösungsvorschläge visualisieren, so dass ein Katalog von Handlungsmöglichkeiten sichtbar wird. Jede Lösung ist dabei gleich wichtig und hilfreich. Es findet keine Bewertung und keine Diskussion darüber statt.

Aus dem entwickelten Lösungskatalog können die Falleinbringer abschließend zwei bis drei für sie hilfreiche Lösungen auswählen, die für sie in der geschilderten Situation hilfreich gewesen wären. Über dieses Vorgehen können alle Teilnehmer aus ihren realen Erfahrungen lernen und entwickeln dabei ihre Problemlösekompetenz sowie ihre Selbstreflexion für den Umgang mit aggressiven Verhaltensweisen.

Mit der kollegialen Beratung werden die Ressourcen des Teams genutzt und dadurch das eigene professionelle Handeln im Umgang mit aggressivem Verhalten weiterentwickelt (*Herwig-Lempp*, 2004). Der Moderator hat die Aufgabe, auf die Einhaltung der Struktur zu achten. Im Wesentlichen geht es dabei darum, Diskussionen zu unterbinden und die Teilnehmer zum offenen Gedankenaustausch anzuregen.

Tabelle 6: Phasen der Kollegialen Beratung (nach *Veith,* 2002).

Phase	Aufgaben	
	Ratsuchender	**Beratungsgruppe**
I. Vorbereitung	Rollenverteilung: Moderator, Ratsuchender, Beratungsgruppe	
II. Problemschilderung	Darstellung der Situation Formulierung einer Frage an die Beratungsgruppe	Zuhören Auf non-verbale Signale und eigene Gefühle, Regungen achten
III. Klärung der Situation	Fragen differenziert beantworten	Klärende Fragen zur Situation (Ziel: die Situation verstehen Achtung: nur Verständnis- und Informationsfragen Keine Interpretationen oder Lösungen, keine Diskussion.
IV. Erweiterte Problemsicht	Zuhören, keine Kommentare	Einfälle, Gefühle und Assoziationen zum eben geschilderten Problem benennen Welche Hypothesen, Vermutungen und Eindrücke haben wir? Keine Lösungen!
V. Stellungnahme	Rückmeldung zu den Assoziationen der Gruppe (»Was ich dazu noch sagen wollte ...«)	Zuhören Keine Diskussion!
VI. Lösungsvorschläge	Zuhören Keine Kommentare!	Brainstorming zu möglichen Lösungen (auch ungewöhnliche) Keine Diskussion. Lösungen aufschreiben
VII. Lösungsfeedback	Stellungnahme zu den Lösungsvorschlägen (mögliche und unmögliche Lösungen) Entscheidung für 2-3 Lösungen als nächste Schritte.	Zuhören Keine Diskussion
VIII. Sharing	Austausch zwischen Gruppe und Ratsuchenden. Gruppenmitglieder können über ähnliche Situationen berichten, die sie erlebt haben.	
IX. Prozessreflexion	Das Ergebnis und der Gruppenprozess werden gemeinsam reflektiert. Der Moderator erhält ein Feedback. Verbesserungsvorschläge.	

7.4   Opfer brauchen Hilfen

Ist man selber Opfer oder Zeuge eines aggressiven Übergriffs, kann es sein, dass man sich in Folge dieses Ereignisses verändert. In Folge von traumatischen Ereignissen kann es zur Ausbildung einer Posttraumatischen Belastungsstörung kommen. Es ist z. B. möglich, dass man

- bestimmte pflegerische Aktivitäten vermeidet,
- gehetzter und nervöser reagiert,
- leichter erregbar ist,
- psychosomatische Beschwerden hat (z. B. Kopfschmerzen),
- mehr Fehltage hat (*Buijssen,* o. J.).

Nach dem Erleben eines aggressiven Vorfalls sollten Sie sich Zeit nehmen, um sich gut zu erholen. Gönnen Sie sich Zeiten der Entspannung und Ablenkung.

Gefühle wie Angst, Schuld, Scham, Wut, Machtlosigkeit, Einsamkeit und Verzweiflung zu erleben, sind nach solchen Ereignissen normal. Fressen Sie ihre Gefühle nach Möglichkeit nicht in sich hinein. Sie können nur bewältigt werden, wenn man sie zulässt, auch wenn dies mit Schmerzen verbunden ist.

Falls Sie ein Bedürfnis verspüren, mit anderen über das Vorgefallene zu reden, nehmen Sie Gesprächsangebote an oder suchen Sie von sich aus das Gespräch mit Personen ihres Vertrauens. Hilfreich kann es auch sein, ein Tagebuch zu führen, zu malen oder zu musizieren. Seien Sie mit der Einnahme von Schlaf- und Beruhigungsmitteln vorsichtig. Es kann passieren, dass es Menschen in Ihrer Umgebung gibt, die wenig Interesse für Sie und das, was Ihnen zugestoßen ist, zeigen.

Professionelle Hilfe in Anspruch zu nehmen, ist ein Recht, das Sie haben. Tun Sie dies,

- wenn Sie ein Bedürfnis danach haben,
- wenn Sie die Furcht, ein solches Ereignis noch mal zu erleben, nicht loslässt,
- wenn es auch nach längerer Zeit nicht zu einer Verbesserung Ihres Zustandes kommt oder
- wenn Sie anhaltend mehr rauchen oder trinken (*Buijssen,* o. J.).

Falls Sie einen Mitarbeiter haben, der Opfer oder Zeuge eines aggressiven Vorfalls geworden ist, gilt Folgendes (nach *Buijssen,* o. J.):

- Halten Sie den Kontakt aufrecht, auch wenn Sie abgewiesen werden oder die betroffene Person nicht am Arbeitsplatz erscheint.
- Reden Sie nicht zu viel.
- Akzeptieren Sie die Gefühle des Betroffenen.
- Wenn Sie helfen möchten, aber nicht wissen, wie, dann sagen Sie dies.
- Geben Sie dem Anderen Zeit.

Im Folgenden finden Sie Auszüge aus dem Handbuch »Hilfe und Unterstützung für Mitarbeiter nach aggressiven Übergriffen bzw. schwerwiegenden Vorkommnissen (Trauma-Nachsorge)« des Zentrums für Psychiatrie Weissenau:

Einleitung

Schwere körperliche und/oder seelische Verletzungen (Trauma) während der Arbeit in der Psychiatrie sind seltene Ereignisse, die jedoch für betroffene Mitarbeiter außerordentlich belastend sein können. Die Art und Weise des Umgangs mit einem solchen Erlebnis spielt für unsere Fähigkeit, weiterhin mit Patienten zu arbeiten ebenso wie für unsere Gesundheit eine große Rolle.

Zur Unterstützung der betroffenen Mitarbeiter und Teams sollen mit der folgenden Prozessbeschreibung Hilfen angeboten werden. Zum einen bei der Handhabung der erforderlichen organisatorischen Abläufe, zum anderen zur Bewältigung persönlicher Betroffenheit. Das Erkennen diesbezüglich hilfsbedürftiger Mitarbeiter, deren Schutz und gezielte Unterstützung sind das zentrale Anliegen dieser Arbeit.

Prozessablauf für die akute Trauma-Nachsorge

Akutes Ereignis
Das akute Ereignis kann ein Vorfall auf der Station oder im Gelände unserer Einrichtung sein.

1. Ist Hilfe notwendig?
- Mitarbeiter sind grundsätzlich verpflichtet Hilfe zu leisten (Dienstvereinbarung).
- Es ist abzuklären, welche Unterstützung im Einzelfall notwendig ist.

2. Alarmierung
- Benachrichtigen anderer Mitarbeiter durch Alarmauslösung (AvD ist dadurch automatisch ebenfalls verständigt).
- Stationen, die über kein Alarmauslösegerät verfügen, informieren telefonisch die Nachbarstationen.

3. Erste Hilfe
- Opfer aus dem Gefahrenbereich schaffen.
- »Erste Hilfe«- Maßnahmen einleiten.
- Täter vom Opfer fernhalten. Auf eigene Sicherheit achten.
- Ggf. Notarzt rufen (wenn schwere Verletzungen vorliegen).

4. Tätersicherung/Begleitung des Opfers
- Tätersicherung.
- Ein Mitarbeiter bleibt beim Betroffenen.
- Versorgung des Geschädigten durch vertrauten Kollegen.
- Die Helfer vor Ort entscheiden über die Notwendigkeit einer Begleitung.
- Die Begleitperson kann bis zu zwei Stunden beim Geschädigten bleiben.
- Wenn notwendig, sollte die Begleitung weitere Hilfe organisieren (aus privatem Umfeld oder professionell).

5. Kontaktaufnahme in den nächsten 24 Stunden
- Ein vertraute/r Kollege/in soll sich innerhalb dieser Zeit erneut beim Opfer melden um sich nach deren Gesundheitszustand zu erkundigen.
- Weiteren Hilfebedarf feststellen, Information evtl. Vermittlung interner od. externer Hilfsangebote, siehe Anhang.

6. Planung der weiteren Schritte

- *Stationsbesprechung:* Voraussetzung für Wiedereingliederung klären (Tätersicherung, Verlegung, Behandlungsverträge, usw.) und Rückmeldungen an Betroffenen.
- *Stationsbesprechung/Supervision mit dem Betroffenen: A*nalyse des Vorfalls und auf dieser Grundlage: Übergriffs-Prävention.
- *Regelmäßige Gespräche, bis Trauma verarbeitet ist,* mit Vorgesetzter (Stationsleitung) oder Beauftragter mit dem Betroffenen.
- *Aufklärung über rechtliche Aspekte.*
- *Hilfsangebote für MitarbeiterInnen (intern und extern).*

Mit wem könnte ich darüber sprechen?	Name	Telefon
Mit wem könnten Sie unter vier Augen darüber sprechen, was Sie erlebt haben?		
Wo könnten Sie sich rechtlichen Rat holen?		
Welche weiteren Unterstützungsangebote könnten für Sie hilfreich sein?		

Literatur

Abderhalden, C.; Needham, I.; Miserz, B.; Almvik, R.; Dassen, T.; Haug, H.-J.; Fischer, J.E. (2004). Predicting inpatient violence in acut psychiatric wards using the Brøset-Violance-Checklist: a multicentre prospective cohort study. Journal of Psychiatric and Mental Health Nursing, 11, 422–427.

Altenthan, S., Betscher-Ott, S., Dirrigel, W., Gotthardt, W., Hobmair, H., Ott, W. (1992). Psychologie, Köln: Stam-Verlag.

Breakwell, G.M. (1998). Aggression bewältigen. Umgang mit Gewalttätigkeit in Klinik, Schule und Sozialarbeit. Bern: Huber.

Bundesarbeitsgemeinschaft der leitenden Klinikärzte für Kinder- und Jugendpsychiatrie [BKJPP] (2001). Leitlinie: Freiheitsbeschränkende und freiheitsentziehende Maßnahmen zur Sicherung des Behandlungszieles in der Kinder- und Jugendpsychiatrie und Psychotherapie. In Fegert, J.M.; Späth, K. & Salgo, L. (Hrsg.). Freiheitsentziehende Maßnahmen in der Jugendhilfe und Kinder- und Jugendpsychiatrie. Münster: Votum Verlag.

Buijssen, H. (o.J.). Über den Berg. Selbsthilfe und Nachbetreuung bei traumatischen Ereignissen. Anleitung für Krankenschwestern, Krankenpfleger und Betreuer. Utrecht: Hoonte Bosch & Keuning.

Di Martino, V. & Chappell, D. (1998). Violence at work, International Labour. Zugriff am 17.09.2008 unter http://www.occuphealth.fi/NR/rdonlyres/03B804BA-3AE0-451B-9C29-42D005973E61/0/apn _2002_1.pdf

Di Martino, V. (2000). Violence at the workplace: the global challenge. Zugriff am 17.09.2008 unter http://www.ilo.org/public/english/protection/safework/violence/violwk/violwk.htm

Dollard, J., Doob, L.W., Miller, N.E., Mowrer, O.H. & Sears, R.R. (1939). Frustration and aggression. New Haven: Yale University Press.

Enneper, C. (2006). Prozessanalyse einer physischen Fixierung mittels Bluprint. PrInterNet, 9, 28–35.

Faust, V., Steinert, T. & Scharfetter, C. (1998). Aggression bei psychischen Störungen. Diagnose und Therapie. Teil 1. Krankenhauspsychiatrie, 9, 116–119.

Fisher, R.; Ury, W. & Patton, B. (1997). Das Harvard-Konzept. Der Klassiker der Verhandlungstechnik. Handelsblatt Karriere und Management Bd. 1. Frankfurt: Campus Verlag.

Galtung, J. (1975). Strukturelle Gewalt. Reinbeck: Rowohlt.

Goffman, E. (1973). Asyle. Über die soziale Situation psychiatrischer Patienten und anderer Insassen. Frankfurt am Main: Suhrkamp Verlag.

Hacker, F. (1993). Aggression: Die Brutalisierung unserer Welt. Düsseldorf, Wien: ECON.

Hampel, R. & Selg, H. (1998). FAF – Fragebogen zur Erfassung von Aggressivitätsfaktoren. Handanweisung. Göttingen: Hogrefe.

Herwig-Lempp, J. (2004). Ressourcenorientierte Teamarbeit. Systemische Praxis der kollegialen Beratung. Ein Lern- und Übungsbuch. Göttingen: Vandenhoeck & Ruprecht.

Ketelsen, R. & Pieters, V. (2004). Prävention durch Nachbereitung. Maßnahmen zur tertiären Prävention. In Ketelsen, R.; Schulz, M. & Zechert, C. (Hrsg.), Seelische Krise und Aggressivität. Der Umgang mit Deeskalation und Gewalt. Psychiatrie-Verlag: Bonn.

Kienzle, T. (1998). Schutzrechte für Pflegekräfte. Stuttgart: Kohlhammer.

Kienzle, T. & Paul-Ettlinger, B. (2006). Aggression in der Pflege. Umgangsstrategien für Pflegebedürftige und Pflegepersonal. Stuttgart: Kohlhammer.

Leitlinien und Manuale zum Umgang mit Zwangsmaßnahmen des ZfP Weissenau, PZN Wiesloch, ZfP Reichenau, ZfP Winnenden, ZfP Emmendingen, BKH Kaufbeuren, Psychiatrische Abteilung Klinikum Heidenheim, Klinik am Weissenhof, Weinsberg. Unveröffentlicht.

Lanza, M.L. (1988). Predictors of patient Assault on Acute Inpatient Psychatric Units. Issues in Mental Health Nursing, 12, 253–265

Lorenz, K. (1963). Das sogenannte Böse. Zur Naturgeschichte der Aggression, Wien: Borotha-Schoeler.

Nolting, H.-P. (2002). Lernfall Aggression, Reinbeck: Rowohlt Taschenbuch.

Papenberg, W. (2007). PART – Professionell handeln in Gewaltsituationen (auf der Basis der Arbeit von Smith, P. (1982), Manuskript für die Teilnehmenden an PART-Seminaren. Unveröffentlicht. Weitere Informationen zu dem Konzept unter: www.parttraining.de

Pieters, V. (2003). Macht – Zwang – Sinn. Subjektives Erleben, Behandlungsbewertungen und Therapieerfolge bei gerichtlichen Unterbringungen schizophrener Menschen. Psychiatrie-Verlag: Bonn.

Richter, D. & Berger, K. (2001). Gewaltsituationen in der psychiatrischen Pflege. Psych. Pflege heute. 7, 141–147.

Richter, D., Fuchs, J. & Bergers, K.-H. (2001). Prävention in NRW. Münster: Gemeindeunfallversicherungsverband Westfalen-Lippe.

Richter, D. (1999). Patientenübergriffe auf Mitarbeiter psychiatrischer Kliniken. Freiburg: Lambertus Verlag.

Schneider, C. (2005). Gewalt in Pflegeeinrichtungen. Erfahrungen von Pflegenden. Hannover: Schlütersche.

Selye, H. (1957). Streß beherrscht unser Leben. München: Heyne Verlag.

Smith, P. (1982). PART® – Professional Assault Response Training®. Trainerhandbuch. Unveröffentlicht. Weitere Informationen zu dem Konzept unter: www.parttraining.com (englisch) und www.parttraining.de (deutsch)

Spengler, A. (2004). Sekundäre psychische Traumatisierung. Ein Kernproblem der Psychiatrie. Einführungsvortrag zur gleichnamigen Tagung, Nds. Landeskrankenhaus Wunstorf. Zugriff am 11. Januar 2005 unter www.nlkhwunstorf.niedersachsen.de/veranstaltungen/verg_veran/sekundaere_traumatisierung_2004/files/2004_sekundaere_traumatisierung_www.pdf

Steinert, T. (2002). Gewalttätiges Verhalten von Patienten in Institutionen. Vorhersagen und ihre Grenzen. Psychiatrische Praxis, 29, 61–67.

Steinert, T. (1995). Aggression bei psychisch Kranken. Stuttgart: Enke Verlag.

Steinert, T. (2004). Indikation von Zwangsmaßnahmen in psychiatrischen Kliniken. In Ketelsen, R.; Schulz, M. & Zechert, C. (Hrsg.), Seelische Krise und Aggressivität. Der Umgang mit Deeskalation und Zwang. Bonn: Psychiatrie-Verlag.

Sturm, T. (2001). Aggression. In Hartwich, P., Haas, S. & Finzen, A. (Hrsg.), Aggressive Störungen psychiatrisch Kranker. Umgang und Therapie. Sternenfels: Verlag Wissenschaft & Praxis.

Utz, H. (1993). Die Angst des Pflegepersonals in der Psychiatrie und Interventionsmöglichkeiten der Pflegedienstleitung. Zugriff am 11. Januar 2005 unter http://pflege.klinikum-grosshadern.de/campus/psychiat/angst/utz.html

Veith, T. (2002). Kollegiale Beratung und Lernkulturentwicklung. Magisterarbeit im Hauptfach Erziehungswissenschaft, Ruprecht-Karls-Universität. Heidelberg. Zugriff am 21. Mai 2008, unter www.systemische-professionalitaet.de

Wahrig deutsches Wörterbuch, 2002

Weingarten, A. & Willms, S. (1978). Umgang mit aggressiven Verhaltensweisen. Stuttgart: Kohlhammer.

Whittington, R. & Patterson, P. (1998). Verhalten von seelisch gestörten Menschen unmittelbar vor einem Angriff. Psych Pflege heute, 4, 6–13.

Zillmann, D. (1979). Hostility and aggression. Hillsdale, NJ: Lawrence Erlbaum.

Hinweis

Einzelne Elemente des vorliegenden Fachbuches stammen aus den Fortbildungskonzepten zum Deeskalationsmanagement PAIR und PART.

»PAIR – Das Training zur Aggressionshandhabung«

allgäu akademie
Michael Mayer
Kemnater Str. 16
D-87600 Kaufbeuren
www.allgaeu-akademie.de

akademie südwest
Uwe B. Schirmer
Klosterhof 1
D- 88427 Bad Schussenried
www.akademie-suedwest.de

»PART – Professionell handeln in Gewaltsituationen.

PART-Büro
Wolfgang Papenberg
Birkenweg 5
59425 Unna
www.parttraining.de

Register